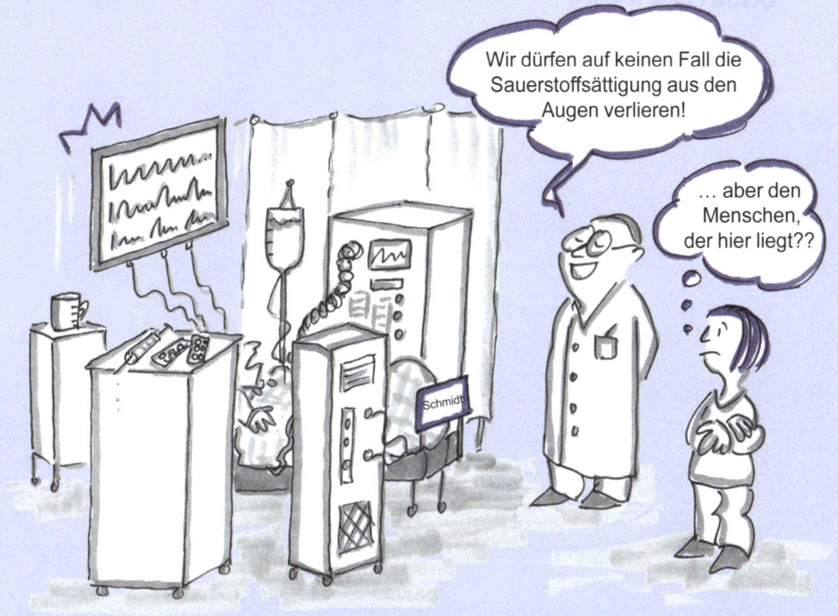

Dieses Buch Ethik in der Pflege besteht aus drei Teilen:

Teil A Allgemeine und Angewandte Ethik
Teil B Ethik in Pflege und Medizin
Teil C Ethik in der Pflege von A – Z

Querverweise
[→Kap.] Die Pfeile leiten zu Kapiteln, in denen nähere Ausführungen zu dem jeweiligen
Thema zu finden sind.
→ Ein einzelner Verweispfeil vor einem Wort ohne Kapitelangabe zeigt an,
dass dieser Begriff im Teil C, im A – Z, erläutert wird.

Thorsten Berkefeld
Glockengasse 1a
67435 Neustadt
06327/96 10 65

Pflegiothek

Ethik
in der Pflege
für die Aus-, Fort- und
Weiterbildung

Timo Sauer
Arnd T. May

unter Mitarbeit
der Verlagsredaktion

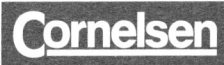

Bildquellen
Wikimedia 12, 13, 14, 16
www.mds-3.de 95

Redaktion: Anja Lull
Außenredaktion: Martin Regenbrecht, Berlin
Illustration: Natascha Welz, Berlin
Umschlaggestaltung: Rosendahl Grafikdesign
Layout und technische Umsetzung: Renate Huth, Heimann und Schwantes

www.cornelsen.de

1. Auflage, 1. Druck 2011

Alle Drucke dieser Auflage sind inhaltlich unverändert
und können im Unterricht nebeneinander verwendet werden.

Druck: Kösel, Krugzell
Bindung patentrechtlich geschützt. Kösel FD 351, Patent-Nr. 0748702

ISBN 978-3-06-455174-9

 Inhalt gedruckt auf säurefreiem Papier aus nachhaltiger Forstwirtschaft.

Inhalt

Einführung Warum überhaupt Ethik für Pflegende? 6

Teil A: Allgemeine und Angewandte Ethik

1	Allgemeine Ethik	8
1.1	Moral und Ethik	9
1.2	Teleologie und Deontologie (Utilitarismus, Kantianismus)	11
1.3	Mitgefühl (Schopenhauer) und Tugendethik (Aristoteles)	13
1.4	Verhältnis Ethik und Recht	15
1.5	Verhältnis Ethik und Menschenbild	18
1.6	Verhältnis Ethik und Religion	19
1.7	Die Frage nach dem Guten und Richtigen	21
2	Angewandte Ethik	22
2.1	Prinzipienethik in Medizin und Pflege (Beauchamp/Childress) ...	25
2.2	Care Ethics	27
2.3	Fazit	29

Teil B: Ethik in Pflege und Medizin

3	Berufsethos	30
3.1	Das ärztliche Berufsethos	31
3.2	Pflegerisches Berufsethos	34
3.3	Institutionalisierung der Medizin- und Pflegeethik	37
4	Konfliktfelder der Medizin- und Pflegeethik	38
4.1	Allgemeine Konfliktfelder	38
4.1.1	Therapiebegrenzung	38
4.1.2	Sterbehilfe	42
4.1.3	Die Terminologie des Nationalen Ethikrats	45
4.1.4	(Terminale) Palliative Sedierung und assistierter Suizid	46
4.1.5	Patientenverfügung, Vorsorgevollmacht und Betreuungsverfügung	49

4

4.1.6 Das Altenpflegeheim als Ort ethischer Fragen 55
4.2 Spezielle Konfliktfelder 60
4.2.1 Lebensanfang 60
4.2.2 Künstliche Befruchtung 62
4.2.3 Präimplantationsdiagnostik 62
4.2.4 Gentests 64
4.2.5 Enhancement 64

5 Ethik in der Gesundheitsversorgung 66
5.1 Klinisches Ethik-Komitee (KEK) 66
5.1.1 Entstehung und Zusammensetzung 66
5.1.2 Fortbildungsmaßnahmen 70
5.1.3 Ethikberatung 71
5.1.4 Leitlinienentwicklung und Leitfaden zur Therapiebegrenzung 78
5.2 Die Nimwegener Methode für ethische Fallbesprechung 87
5.3 Verfahrensanleitung Ethik-Fallberatung nach EMMA 90
5.4 Ethik-Komitee in der Altenpflege (EKA) 97
5.4.1 Aufgaben 98
5.4.2 Fortbildungsmaßnahmen 98
5.4.3 Ethikberatung 98
5.4.4 Leitlinie zur Entscheidungsfindung bei fraglicher Indikation
       zur künstlichen Ernährung nach EMMA 102
5.4.5 Spezifische Organisationsform von EKAs 110
5.5 Weitere Organisationsformen der Ethik in Kliniken
     und Pflegeeinrichtungen 111
5.5.1 Ethik-Konsiliardienst 112
5.5.2 Ethik-Liaisondienst 113
5.5.3 Ethik-Arbeitskreis 114
5.5.4 Ethik-Café 114
5.6 Was die Klinische Ethik kann und was nicht 115
5.7 Der herrschaftsfreie Diskurs im Klinischen Ethik-Komitee 118
5.8 Sprache und Ethik im klinischen Kontext 120
5.8.1 Die Begriffe „Verhungern" und „Verdursten" 121
5.8.2 Die Begriffe „Verweigerung" und „Ablehnen" 122
5.9 Zusammenfassung: Ethikstrukturen in Klinik und Altenheim ... 123

Teil C: Ethik in der Pflege von A–Z

Ethik in der Pflege von A–Z 124

Literatur 164
Verwendete Literatur 164
Empfohlene Literatur 166

Einführung

Warum überhaupt Ethik für Pflegende?

Nur wenige Berufsbilder sind derart stark moralisch aufgeladen wie das pflegerische oder das ärztliche Berufsbild. Beide Berufe beinhalten die Pflicht, dem kranken, pflege- und hilfsbedürftigen Menschen Heilung, Linderung und Wohlbefinden zu verschaffen bzw. dieses wiederherzustellen. Diese Pflicht kann man →Fürsorgepflicht nennen. Gleichzeitig sind Pflegende in der beruflichen Praxis mit Menschen konfrontiert, die eigene Ansichten, Empfindungen und Gewohnheiten haben, die ggf. auch der Fürsorgepflicht widersprechen. Daraus können in der Praxis Konflikte entstehen, die oft gar nicht als moralisch erkannt werden. Um die Natur derartiger Konflikte zu erkennen und um ihnen angemessen zu begegnen, sind zum einen eine Sensibilität für ethische relevante Sachverhalte und Konflikte und zum anderen auch die Fähigkeit, Lösungsmöglichkeiten zu finden notwendig.

Darüber entstehen im erweiterten Bereich der medizinisch-pflegerischen Praxis immer öfter moralische oder ethische Fragen, mit denen Pflegepersonen unmittelbar konfrontiert sind, auch wenn sie z.T. nicht voll in ihren Verantwortungsbereich fallen. Als Stichworte seien hier nur die folgenden genannt: lebensverlängernde Maßnahmen, künstliche Ernährung, Sterbehilfe, Abtreibung, Pränatal- (PND) oder Präimplantationsdiagnostik (PID).

> **Beispiel** Frau Paulsen wird wegen einer Exsikkose aus dem Pflegeheim „Waldblick" in die Stadtklinik eingeliefert. Sie hatte in der letzten Zeit sehr wenig getrunken und auch die Einnahme ihrer Medikamente vernachlässigt. Sie erklärt sich zwar bereit, mehr zu trinken. In eine Infusionstherapie willigt sie jedoch nicht ein. Im Team wird diskutiert, ob man nicht doch das Recht hätte, einen Zugang zu legen, da die Maßnahme ja wirklich „indiziert" sei.

Insbesondere im Rahmen der Professionalisierung der Ausbildung nichtärztlicher Heilberufe ist eine allgemeine reflexive Kompetenz nötig, die es ermöglicht, eigenes Handeln kritisch zu hinterfragen und ggf. zu modifizieren. Diese reflexive Kompetenz war es, die – historisch betrachtet – dem Berufsbild der Krankenpflege als fremdbestimmtem „ärztlichem Hilfspersonal" zuweilen fehlte. Denn die Fähigkeit, die eigene Rolle im Gesundheitsbereich zu definieren, in Konkretheit auszugestalten und nach außen hin autonom zu vertreten, ist notwendige Bedingung zum Austritt aus der „selbstverschuldeten Unmündigkeit" (Kant) des Krankenpflegepersonals gegenüber dem ärztlichen Berufsstand.

Pflegende sollten, wenn sie im Dialog mit Ärzten oder Patienten, mit der Heim- oder Krankenhausverwaltung, mit anderen Berufsständen im Gesundheitsbereich oder aber mit der Gesellschaft als Ganzem als kompetente und autonome Teilnehmer anerkannt werden wollen, eigene diesbezügliche Kompetenzen entwickeln. Ein Teil dieser allgemeinen reflexiven Kompetenz ist die Pflegeethik.

Dieses vorliegende Buch beruht auf jahrelangen Erfahrungen in der stationären und nichtstationären Kranken- und Altenpflege, in verschiedenen Kontexten der Aus-, Fort- und Weiterbildung und auf der Arbeit in verschiedenen Ethik-Komitees. Es folgt einer Logik, die von der recht abstrakten Theorie hin zur konkreten ethischen Praxis in die klinischen und nichtklinischen Bereiche der professionellen Pflege führt.

Wenn von Patient, Bewohner, Arzt etc. die Rede ist, sind in der Regel beide Geschlechter gemeint, auch wenn nur eines genannt wird.

Zusammenfassung: Ethische Grundkenntnisse sind für die Praxis der Gesundheits-, Kranken- und Altenpflege notwendige Voraussetzung,
- weil die professionelle Pflege selbst moralische Implikationen hat,
- weil in der Berufspraxis ethische Konflikte auftreten und
- weil eine berufliche Professionalisierung reflexive Kenntnisse erfordert, die gegenüber Patienten, Bewohnern, Angehörigen und anderen Berufsbildern im Gesundheitsbereich autonom vertreten werden sollten.

1 Allgemeine Ethik

In der Versorgung und Behandlung von Bewohnern und Patienten spielt die Frage „Wie verhalte ich mich moralisch richtig?" eine große Rolle. Oft geht es dabei um Situationen, zu denen es im Kreise der Kollegen unterschiedliche Auffassungen gibt: „Aber ich wollte doch nur alles richtig machen!"; „Darf man denn einfach hier dem Bewohner die Nahrung nicht mehr geben oder die Herztabletten absetzen?"; „Wir müssen doch weitermachen"; „Hier wird dem Patienten aber Unrecht getan, wenn sein Berufsbetreuer so unmenschlich entscheidet". So oder so ähnlich lauten Äußerungen, denen ein Wertkonflikt zu Grunde liegt. Oft geht es dabei um moralische Intuitionen, um das Bauchgefühl. Damit bei der Bearbeitung solcher Wertkonflikte aus dem Bauchgefühl Argumente formuliert werden können, ist nicht nur der Abgleich mit rechtlichen Rahmenbedingungen hilfreich, sondern auch ein Wissen von den philosophischen Grundlagen der Ethik.

Ethik und Recht sind nicht in jeder Situation deckungsgleich und nicht alles, was rechtmäßig ist, wird als moralisch richtig empfunden. In Alltagssituationen treffen oft unterschiedliche Konventionen, Sitten und Gebräuche aufeinander. Dazu zählt beispielsweise auch das individuelle Verhalten an der Fußgängerampel: Ist für mich die Beachtung des Rotlichts abhängig von der Uhrzeit, Termindruck, meiner Begleitung oder anderen anwesenden Personen?

1.1 Moral und Ethik

Wir alle haben moralische Wertvorstellungen, die sich durch Erziehung und Erleben gebildet haben. So finden wir es ungerecht, wenn sich an der Kasse andere Menschen in die Schlange drängeln und so ihre Wartezeit verkürzen und unsere verlängern. Manchmal haben wir vielleicht als Kinder gehört: „Das tut man nicht." Bestimmte Verhaltensweisen werden als unmoralisch empfunden.

Moral beschreibt den richtigen oder falschen Umgang mit anderen Menschen. Im Zusammenhang mit Moral wird oft von Pflichten, Verboten, Tugenden oder Lastern gesprochen. Bestimmte Moralvorstellungen wie Gerechtigkeit oder Freiheit werden von einzelnen Menschen als universal und damit auf andere Personen übertragbar und verbindlich betrachtet. Andere Moralvorstellungen sind etwas auf den einzelnen Menschen Bezogenes. Jeder Mensch geht mit seinen individuellen Wertvorstellungen bis zu einem gewissen Grad davon aus, dass auch andere Menschen seine Ansichten teilen. Wenn dies anders erfahren wird, so entsteht oftmals Verwirrung, da es doch gute Gründe für die je eigenen speziellen Moralvorstellungen gibt.

Moral betrifft Normen, Haltungen oder Charakterzüge und Werte des einzelnen Menschen. **Ethik** ist die theoretische Beschäftigung mit dem Phänomen der Moral. Sie befasst sie sich unter anderem mit der theoretischen Reflexion der gelebten Moral und ist eine philosophische oder auch theologische Disziplin (theologische Ethik).

Die Philosophie als „Liebe zur Weisheit" verfügt über einen weiten Gegenstandsbereich. Aufgabe und Gegenstand von Philosophie können je nach individueller Ausrichtung des betreffenden Philosophen abweichen. Die Metaphysik beschäftigt sich mit Theorien des Seins. Die Erkenntnistheorie behandelt Wesen, Bedingungen, Formen, Reichweite und Grenzen der Erkenntnis. In der Logik beschäftigt sich die Philosophie mit der korrekten Verkettung von Argumenten und Wahrheitsaussagen bzw. dem korrekten logischen Schließen. Neben weiteren Arbeitsbereichen für Philosophen sind die Ästhetik als Theorie des Schönen in Natur und Kunst und eben die Ethik als Theorie der Moral bedeutsam.

In der Ethik unterscheidet man zwischen normativer und deskriptiver Ethik sowie der Metaethik. Normative Ethiken untersuchen und begründen Prinzipien oder Aussagen. In der deskriptiven Ethik werden moralische Phänomene einer historischen Analyse unterzogen ohne eine Bewertung abzugeben. Die Metaethik beschäftigt sich mit der Klärung moralischer Grundbegriffe und der Begründungsfähigkeit von Moral überhaupt.

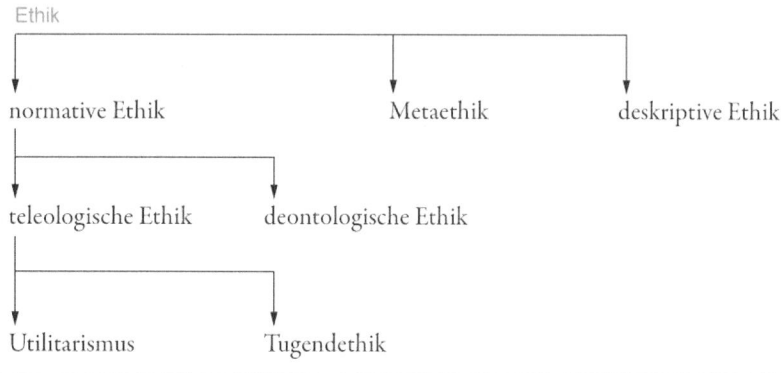

Formen der Ethik

1.2 Teleologie und Deontologie (Utilitarismus, Kantianismus)

Teleologische Ethiken handeln vom Streben des Menschen nach einem Ziel (gr. *telos* = das Ziel). Der Utilitarismus ist eine solche teleologische Ethik. Der Begriff leitet sich aus dem lateinischen *utilitas* (Glück, Nutzen, Vorteil) ab. Der Utilitarismus ist ein empirisch-rationales Instrument zur Normenbegründung. Dabei setzt er als normatives Unterscheidungskriterium für Handlungen deren kausale Folgen ein (Konsequenzenprinzip) und betrachtet den Nutzen sowie die Vorteile für die Beteiligten (Utilitätsprinzip). Dabei geht es nicht um den Eigennutz (Egoismus), sondern um das Wohlergehen der Allgemeinheit (Sozialitätsprinzip). Als Nutzen wird die Befriedigung menschlicher Bedürfnisse bezeichnet (hedonistisches Prinzip). Das sittliche Ziel einer Handlung muss folglich darin bestehen, dass für alle von der Handlung Betroffenen der größtmögliche Nutzen entsteht. Der Utilitarismus hat besonders im angelsächsischen Raum großen Einfluss.

In deontologischen Ethiken (gr. *deon* = das Notwendige, die Pflicht) sind bestimmte Handlungen nicht nur wegen ihrer Folgen sondern um ihrer selbst willen und kategorisch (einfach, unbedingt) verboten, wie z.B. beim Tötungsverbot. Ein prominenter Vertreter dieser Pflichtenethik ist Immanuel Kant. Der von ihm formulierte Kategorische Imperativ lautet: „Handle nur nach derjenigen Maxime, durch die du zugleich wollen kannst, dass sie ein allgemeines Gesetz werde."

Nach Kant sind verallgemeinerungsfähige Grundsätze (Maximen) für die Bewertung von sittlichen Handlungen erforderlich. Kant formuliert mit dem kategorischen Imperativ ein allgemeines Sittengesetz, das universale Geltung beansprucht. Diese universale Geltung meint die Bindung aller Menschen zu jeder Zeit. Das Prinzip der Willensbestimmung ist Gebot der Vernunft. In der modernen Ausdeutung des Kategorischen Imperativs werden teilweise auch zukünftige Generationen (z.B. bei Hans Jonas) berücksichtigt.

Oft findet sich im Zusammenhang mit Kant die goldene Regel: „Was Du nicht willst, dass man Dir tu', das füg auch keinem anderen zu!" Der Mensch soll sich nach seiner eigenen vernunftgemäßen Überzeugung verhalten und nicht nach seinen Trieben und Neigungen. Handelt er auf diese Weise, wird er sich selbst und dem anderen gerecht.

Für Kant ist die Vernunft Triebfeder des Handelns und Entscheidens. Neben Sinnesempfindungen orientiert sich der Mensch am Interesse des umfassenden und dauerhaften Wohlergehens. Moralisches Handeln ist nach Kant das rechte Handeln um seiner Vernunftgemäßheit willen. Der menschliche Wille ist für ihn dem Sittengesetz verpflichtet und menschliche Würde kommt im Vorrang der universalen Pflichten gegenüber egoistischen Neigungen zum Ausdruck.

Autonomie in der bioethischen Diskussion unserer Zeit wird oft mit der uneingeschränkten Wahlmöglichkeit und damit auch der Verfügbarkeit aller möglichen Alternativen gleichgesetzt. Autonomie nach Kant ist jedoch die Fähigkeit zur Selbstgesetzgebung der Person. Vernunft in diesem Sinne ist nicht von der einzelnen Person abhängig sondern ein allgemeines „Vermögen" (Fähigkeit).

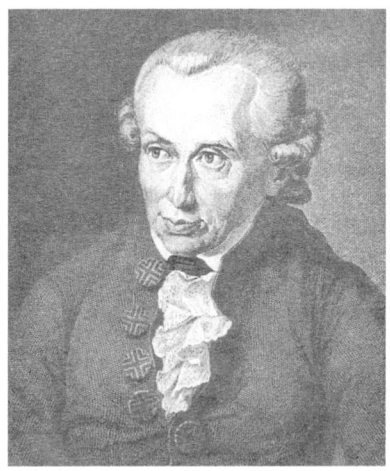

Immanuel Kant (1724–1804),
Philosoph aus Königsberg

1.3 Mitgefühl (Schopenhauer) und Tugendethik (Aristoteles)

Für Arthur Schopenhauer ist der Egoismus Triebfeder des Handelns. Dieser Auffassung liegt ein Prinzip zu Grunde, das Schopenhauer „Wille" nennt. Es zeigt sich überall, in der Schwerkraft, dem Wachstum der Pflanzen, den menschlichen Trieben bis hin zur Neugier des Wissenschaftlers. Dieser Wille ist rastlos, unersättlich und häufig quälend. Eine Entlastung vom Willen kann durch Mitleid oder Mitleiden erfolgen.

Das Mitleiden mit dem Anderen ist für Schopenhauer eine Identifikation mit dem Anderen. Dies hat Emmanuel Levinas aufgegriffen, der sich selbst im Antlitz des Anderen erkennt. Die je eigenen Wertvorstellungen spiegeln sich im Gegenüber wider. So, wie ein Mensch mit einem anderen umgeht, so wird ihm sein Wertkonzept deutlich. Eine aus Mitleid zum Wohl des Anderen vollzogene Handlung zeigt Schopenhauer zufolge, von welchen eigenen moralischen Überzeugungen ein Mensch geleitet ist.

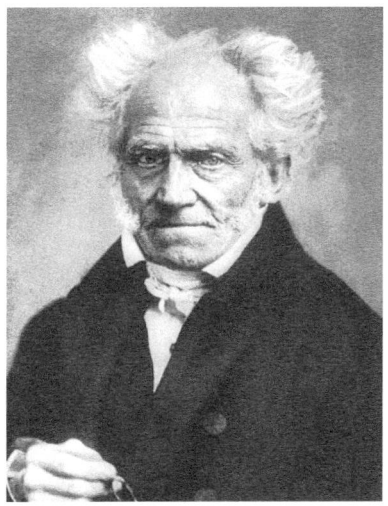

Arthur Schopenhauer (1788–1860)

Was Schopenhauer als Mitleid bezeichnet hat, wird heute sprachlich treffender als Mitempfinden bezeichnet. Das Mitempfinden mit anderen Menschen ist ein guter Grund, uneigennützig zu handeln, weil damit die Erkenntnis des Eigenen im Anderen gelingen kann: Die eigenen Wertvorstellungen und Überzeugungen kommen durch den Umgang mit anderen Menschen zum Tragen.

Der griechische Philosoph Aristoteles behandelt in seiner Ethik die beiden Grundbegriffe des Glücks oder des guten, gelungenen Lebens und die Tugend als Bestzustand oder Vortrefflichkeit. Das Glück besteht für Aristoteles in der Vortrefflichkeit der Seele. Dies kann erreicht werden durch das Entfalten der Verstandestugenden und durch richtige Haltungen gegenüber Emotionen und Begierden. Damit erkennt Aristoteles, dass der Mensch nicht nur rational, sondern auch emotional entscheidet. Tugenden werden von Aristoteles als das rechte Maß zwischen zwei Extremen verstanden. Seit der Antike spielen die Kardinaltugenden eine große Rolle: Klugheit, Gerechtigkeit, Mäßigung und Tapferkeit. Mäßigung meint dabei Maßhalten als das Finden der passenden Mitte.

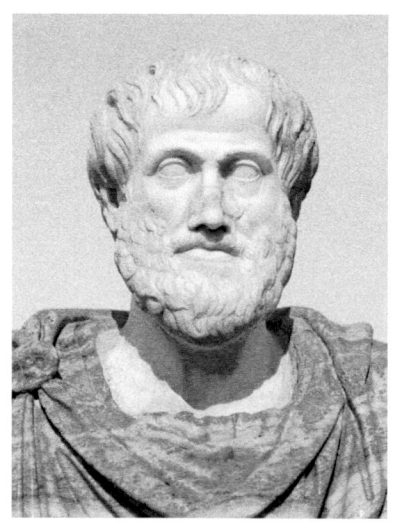

Aristoteles (384–322 v. Chr.)

1.4 Verhältnis Ethik und Recht

Ethik als Theorie der Moral ist kein kompaktes Gebilde, sondern sie bezieht sich auf eine Vielzahl von Vorschriften, individuellen Bewertungen und Vorstellungen des richtigen oder falschen Umgangs miteinander. Somit ist Moral die Gesamtheit von individuellen Wertentscheidungen und den daraus resultierenden Handlungen.

Mit **Recht** wird eine verbindliche Ordnung bezeichnet, die das Zusammenleben der Menschen regelt. Die Rechtsordnung untergliedert sich in Privatrecht und Öffentliches Recht. Das Privatrecht oder auch bürgerliches Recht beschreibt grundlegende Regeln über Personen, Sachen und Schuldverhältnisse. Grundlegend für das Zivilrecht ist die Privatautonomie des Bürgers. Der Einzelne kann mit anderen Verträge eingehen oder darauf verzichten. Das öffentliche Recht regelt das Verhältnis zwischen Trägern der öffentlichen Gewalt und den Bürgern. Die Funktionsweise des Staates bzw. der unterschiedlichen Staatsgewalten (Legislative, Exekutive und Judikative) wird im öffentlichen Recht festgelegt.

Das Grundgesetz ist als Verfassung die Grundordnung der Bundesrepublik Deutschland. In ihm enthalten sind die wichtigen moralischen Prinzipien und Werte, wie Menschenwürde, Gerechtigkeit, Gleichheit und Freiheit, über die in unserer Gesellschaft weitgehend Konsens besteht.

Übergreifend regelt das Recht neben Pflichten auch Rechte.

Für Abweichungen von den gesetzlichen Vorschriften kann ein Mensch zur Verantwortung gezogen werden. Dabei geht es um sein Tun oder Unterlassen. Im Bereich des Rechts ist das Gericht die urteilende Instanz. Im individuellen Kontext hingegen wird das eigene Tun vor der Instanz des Gewissens mit eigenen oder fremden moralischen Erwartungen abgeglichen. Damit besteht eine Analogie zwischen Ethik und Recht. Menschen müssen sich für ihre Entscheidungen und Handlungen verantworten und erhalten so eine „Rückmeldung", ob sie sich im Einklang mit an sie gerichteten moralischen und rechtlichen Erwartungen verhalten haben oder nicht.

Zur Bewertung der tatsächlichen Handlung oder Unterlassung ist ein System von Bewertungsmaßstäben erforderlich. Verantwortung übernehmen bedeutet, dass ein Mensch für sein Handeln und die Folgen dieses Handelns vor einer Instanz Rechenschaft abgibt. Solche Instanzen können andere Personen sein, aber auch Gerichte, das eigene Gewissen oder Gott. Verantwortung setzt die Fähigkeit voraus, aus freiem Willen zu handeln, das eigene Handeln zu bestimmen und die Folgen dieses Handelns unabhängig von Autoritäten zu beurteilen. Denn selbst wenn eine Handlung rechtlich nicht zu einer Strafe führt, können Menschen moralische Verantwortung empfinden. Nicht alles, was erlaubt ist und somit nicht strafbar, ist auch moralisch richtig.

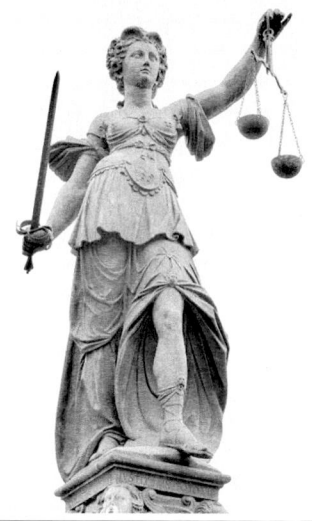

Justitia. Schwert und Waage symbolisieren, dass die Gerechtigkeit abwägen und richten soll. Häufig ist sie noch mit verbundenen Augen dargestellt, damit sie – idealerweise – die Personen, über die sie richtet, nicht nach Herkunft oder Vermögen beurteilt.

Manche Menschen halten rechtliche Anforderungen in bestimmten Situationen für weniger maßgeblich als ihre eigenen Moralvorstellungen. Bei der Abweichung von Gesetzen und anderen Rechtsvorschriften müssen sich diese Menschen verantworten. Sie müssen begründen, warum sie in der bestimmten Situation Rechtsnormen verletzt haben. Die Qualität der Gründe, d.h. der Grad der Verallgemeinerbarkeit kann dann Einfluss auf die erwartbaren Sanktionen haben.

Recht reguliert das gesellschaftliche Leben. Das gesellschaftliche Leben bzw. das Verhalten der Menschen beeinflusst wiederum auch das Recht. Der Gesetzgeber bzw. die Ordnungsbehörden müssen sich fragen, ob ein regelmäßiger Verstoß gegen Vorschriften zu einer genaueren Überwachung der Vorschriften führen oder eine nicht mehr beachtete Regelung abgeschafft bzw. modifiziert werden sollte.

Dies ist aber im Einzelfall zu klären und die Abweichung von rechtlichen Vorgaben auch aus Gewissensgründen darf nicht vor der juristischen Verfolgung schützen. Die nicht als sinnvoll erachteten Regelungen aus Gewissensgründen im Sinne einer Notstandsregelung einer eigenen Güterabwägung zu unterziehen stellt immer eine individuelle Entscheidung dar. Solche Entscheidungen sollten umfassend erörtert und gut begründet sein.

Vor einem Rechtsverstoß nach einer Güterabwägung sollte z.B. im Kontext der Entscheidungen im Gesundheitswesen eine →Ethikberatung durchgeführt werden.

1.5 Verhältnis Ethik und Menschenbild

Menschenbilder sind Konzepte zur Beschreibung des Wesens des Menschen. Sie enthalten deskriptive, aber auch normative, religiöse und ästhetische Elemente. Oft werden dabei die normativen, religiösen oder ästhetischen Elemente unreflektiert als bloße Beschreibungen aufgefasst.

Das Menschenbild der Aufklärung hingegen ist primär geprägt von der Vorstellung vom Menschen als einem vernunftbegabten Wesen, das in einer sozialen Gemeinschaft lebt. Das christliche Menschenbild wiederum enthält die Vorstellung der Gottesebenbildlichkeit mit der daraus resultierenden Würde des Menschen.

Elemente aus beiden Menschenbildern bilden die Grundlage unserer Gesellschaft und unseres Grundgesetzes. Darin spiegelt sich die Spannung zwischen der Gemeinschaftsbezogenheit der Menschen und dem Idealbild des souveränen Individuums.

Das eigene selbstverständliche Menschenbild wird oft dann bedeutsam und wahrnehmbar, wenn ein Mensch einem anderen begegnet, der andere Vorstellungen und Überzeugungen hat und diese vehement vertritt. Etwas, das für diese Person völlig eindeutig und klar erscheint, wird nun durch eine andere Person herausgefordert: Es wird begründungsbedürftig.

Menschenbilder haben folglich immer eine subjektive und eine gesellschaftliche Dimension: Wertvorstellungen, aber auch scheinbar bloße Wahrnehmungen der dinglichen Welt, wurzeln in der subjektiven Lebensgeschichte und in verschiedenen Menschenbildern, die in einer pluralen Welt nicht von allen Menschen geteilt werden. Häufig bleibt dies völlig unreflektiert. Die subjektiv vorhandenen Vorstellungen vom richtigen Handeln und vom guten Leben werden als absolut natürlich empfunden und nicht detailliert hinterfragt.

Aufgabe der Ethik ist es, diese Begründung zu leisten: Menschenbilder können Quellen möglicher moralischer Gebote oder ethischer Argumentationen sein. Diese müssen allerdings menschenbildunabhängig rational begründet bzw. beurteilt werden.

In der Bioethik spielen Menschenbilder eine große Rolle: Wann beginnt menschliches Leben und wann endet es? Wie gehe ich mit anderen Menschen um? Was ist eine Person? Welches ist das richtige Maß an medizinisch-pflegerischer Versorgung?

Diese Fragen allgemeingültig zu beantworten widerspricht den Grundsätzen einer pluralistischen Gesellschaft. Insbesondere im Kontext der Ethikberatung sind vermeintlich eindeutige Einschätzungen in ihrer Verwurzelung im jeweiligen religiösen, aufklärerischen, wissenschaftlichen etc. Weltbild zu thematisieren.

1.6 Verhältnis Ethik und Religion

Nach christlicher Überzeugung verdankt der Mensch seine Herkunft dem schöpferischen Handeln Gottes. Gott hat ihn mit Begabungen ausgestattet, zu denen Freiheit, Vernunft und Kreativität gehören, was ihn in christlichem Selbstverständnis in der Schöpfung zu einem besonderen Wesen werden lässt. Menschen sind nach christlicher Ansicht zu Selbstreflexion, Selbstüberschreitung und planender Vorausschau befähigt.

Die Freiheit eines Christenmenschen (Martin Luther) wird aus seiner Würde begründet. Der Mensch bildet eine untrennbare Einheit von Körper, Seele und Geist. Die Seele gilt als unsterblich.

Die christliche Ethik orientiert sich an den christlichen Tugenden, die mehreren Quellen entstammen: zunächst den zehn Geboten des Alten Testaments. In der Bergpredigt ergänzt Jesus Christus sie um die Tugenden der Gerechtigkeit, Barmherzigkeit, Sanftheit, Reinheit des Herzens und Friedfertigkeit. Zu den drei göttlichen Tugenden zählen: Glaube (lat. *fides*), Liebe (lat. *caritas*) und Hoffnung (lat. *spes*). Hinzu kommen die vier Kardinaltugenden: Klugheit oder Weisheit, Gerechtigkeit, Tapferkeit und Mäßigung.

In einer pluralistischen Gesellschaft ist es nicht mehr der Herrscher oder der Bischof, welcher die Religion vorgibt, sondern es obliegt der Freiheit eines jeden Bürgers, nach seinen Überzeugungen zu leben. In religiösen Positionen kommt die kulturelle Tradition einer Gesellschaft zum Tragen. Doch spätestens seit der Epoche der Aufklärung steht der Mensch als Individuum im Vordergrund, welcher aus seiner Vernunftbegabung Schlüsse zieht und eigenständige Entscheidungen trifft.

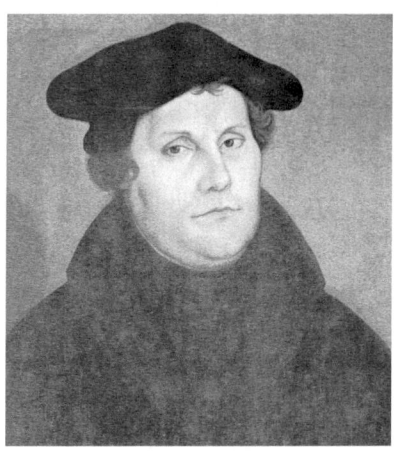

Martin Luther (1483–1546)

1.7   Die Frage nach dem Guten und Richtigen

In unsere Gesellschaft existieren generelle Werte und Normen, wie Menschenwürde, Gleichheit aller Menschen und Toleranz. Diese Werte und Normen gelten als universell, da sie von allen Menschen in jeder Gesellschaft vertreten werden können. So geht man davon aus, dass gerechte zwischenmenschliche Interaktionen Toleranz, Wertschätzung und die Bereitschaft zum Dialog voraussetzen, unabhängig vom politischen, gesellschaftlichen oder kulturellen Kontext, in dem sie stattfinden sollen. Vor dem Hintergrund **universeller Grundwerte** lassen sich Normen formulieren, die Handlungen moralisch eindeutig beurteilen. In der Praxis ist dies jedoch oft schwierig, da es zu den geteilten Grundwerten unterschiedliche Auslegungen gibt.

Neben den universellen Werten und Normen gibt es eher **subjektive Konzeptionen des guten Lebens.** Das gute Leben und damit die Zufriedenheit mit den je eigenen Entscheidungen und Handlungen sind nur im Kontext der individuellen Einstellungen und Überzeugungen zu bestimmen. Es gibt somit keine völlig verallgemeinerbaren Grundsätze des guten oder gelungenen Lebens. Teil dieser Konzeptionen sind bestimmte Überzeugungen und Wertvorstellungen, die nicht verallgemeinerbar sind. Die Kenntnis der eigenen Wertvorstellungen hilft dem Verständnis von fremden Vorstellungen und Überzeugungen. Dazu ist eine Reflexion im Sinne einer eigenen Wertanamnese hilfreich. Nur so können die eigenen Überzeugungen und Konzeptionen des guten Lebens sichtbar gemacht werden.

Basierend auf den universellen Werten setzt das Recht einen Rahmen für alle denkbaren Entscheidungen und Handlungen in unserem Gemeinwesen. Wohlbegründete und an universellen Prinzipien orientierte Rechtsverstöße können Anlass sein, Rechtsnormen zu überdenken, da das Recht zuweilen nicht mit gesellschaftlichen Entwicklungen konform läuft. Nach den eigenen Wertvorstellungen kann es aber auch zwingend sein, den vom Gesetzgeber gegebenen Handlungsspielraum nicht auszuschöpfen, etwa wenn ein Mensch aus religiösen Gründen nicht von der Richtigkeit einer legalen Praxis überzeugt ist.

2   Angewandte Ethik

In der Angewandten Ethik werden ethische Prinzipien oder Werttheorien auf konkrete Lebensbereiche bezogen. Sie wird auch als Bereichsethik bezeichnet, da sie sich auf unterschiedliche gesellschaftliche „Bereiche" bezieht, wie Wirtschaft, Technik, den Umgang mit Tieren oder auch mit der allgemeinen Lebensgrundlage. Die Bereichsethiken reflektieren die normative Dimension des menschlichen Handelns in diesen Bereichen.

Medizin- und Pflegeethik sind zwei Bereichsethiken, da sie sich auf die Bereiche der Medizin und der Gesundheits- und Krankenpflege beziehen. Sie sind keine Sonderethiken, sondern eine Ethik vielfältiger und besonderer Situationen. Sie unterscheiden sich nicht in ihren Grundsätzen, sondern nur in ihrem Gegenstandsbezug, der sich am berufsspezifischen Aufgabenfeld festmachen lässt.

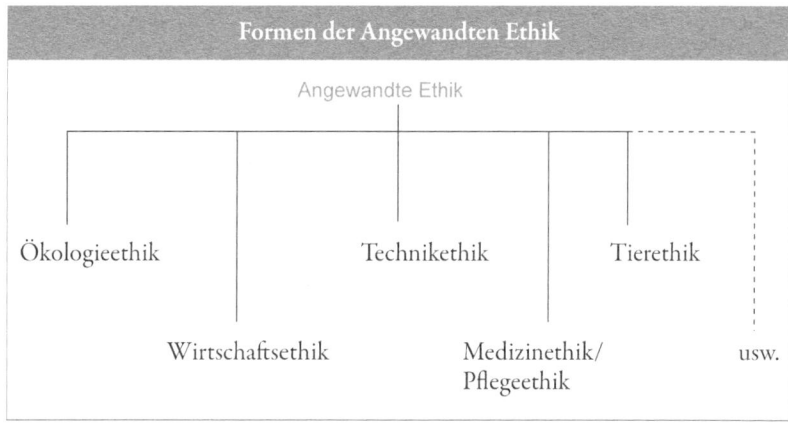

Formen der Angewandten Ethik

Angewandte Ethik

| Ökologieethik | | Technikethik | | Tierethik | |
| Wirtschaftsethik | | Medizinethik/ Pflegeethik | | usw. | |

Medizin- und Pflegeethik beschäftigen sich mit Fragen nach dem moralisch Gesollten, Erlaubten und Zulässigen in der Praxis von Pflegenden und Ärzten, insbesondere im Umgang mit Krankheit und Gesundheit.

Der Gegenstandsbereich der Medizinethik ist das Handlungsfeld des Arztes und umfasst die normative Reflexion auf ärztliche Maßnahmen (Diagnose, Prognose, Therapie etc.). Er übersteigt ihn aber auch im Hinblick auf allgemeine Wertfragen des Gesundheitswesens, wie unterschiedliche Medizinkonzepte, Krankheitsbegriffe oder gerechte Mittelverteilung.

Der Beruf des Arztes ist durch Handeln und Aktion geprägt, weniger durch Zuschauen und Kontemplation. Aktives Handeln ist durchgängiges Muster der Arztethik in allen Kulturen und wird als solches auch von Patienten und medizinischen Laien erwartet und nachgefragt. Einsatz- und Verantwortungsbereitschaft (bis hin zur Selbstaufopferung) werden in Tugendkatalogen für Ärzte gefordert und durch historische Beispiele vorbildlicher Ärzte dokumentiert. Die Selbstaufopferung gehört heute nicht mehr zum Anforderungsprofil für Ärzte. Vielmehr wird auch Ärzten zu einer Selbstsorge geraten, um die eigenen Bedürfnisse nicht zu vernachlässigen.

Ärztliches Handeln darf aber nicht zu reinem Aktionismus werden, sondern muss immer dem Heil- und Hilfsauftrag verpflichtet bleiben. Das Grundprinzip des *„aegroti salus suprema lex"*, der Orientierung am Wohl der Patienten, das sich durch die Arzttraditionen aller Kulturkreise zieht, gibt dem ärztlichen Handeln sein primäres Ziel vor. Ärzte sollen ihre medizinischen Kenntnisse nicht zum Töten oder Foltern ausnutzen. Das professionelle Zufügen von Schmerzen, die Entwicklung von Foltermethoden und deren Überwachung fallen in allen Arztkulturen unter absolutes Verbot. Auch das Töten ungeborenen oder sterbenskranken Lebens ist in den meisten Kulturen unter dieses absolute Unterlassungsgebot gestellt.

Ähnliches gilt für die professionelle Gesundheits- und Krankenpflege: Pflegeethik ist die normative Reflexion auf spezifisch pflegerische Konzepte und Tätigkeiten.

Für Pflegende steht die Orientierung am Wohl und an der Autonomie des Patienten ebenfalls im Zentrum ihrer Tätigkeit. Dabei ist die Hilfsbereitschaft ein wesentliches Element der Pflegepraxis, die in einer Position zwischen Patienten und Ärzten stattfindet. Der Patient hat das Recht auf eine seinen Fähigkeiten entsprechende und ggf. umfassende Hilfe bei den „Aktivitäten des täglichen Lebens" (Liliane Juchli) bzw. bei den „Aktivitäten und existenziellen Erfahrungen des Lebens" (Monika Krohwinkel). Er hat aber auch ein Recht auf Ruhe und Schonung. Nicht jede „angezeigte" Maßnahme muss durchgeführt werden, wenn es dem aktuellen Willen oder den grundsätzlichen Präferenzen des Patienten (oder eines Heimbewohners) widerspricht.

Das Mitleiden oder Mitempfinden (Schopenhauer) der Pflegeperson führt zu einer Hinwendung zum Patienten, zur Verbesserung der Situation und zur Steigerung von dessen Lebensqualität. Zeitgemäß ließe sich diese Grundhaltung als „professionelle Empathie" beschreiben: Gute Pflege ist empathisch, da sie nicht nur formal korrekte Pflegehandlungen durchführt, sondern diese angemessen mit der Subjektivität des Patienten in Beziehung setzt, und sie ist professionell, da sie die für eine berufliche Beziehung notwendige Distanz hält.

Als weiteres Gebiet der Angewandten Ethik gilt die Bioethik. Deren Gegenstandsbereich ist noch weiter gefasst. Dort geht es z.B. um die Reflexion moralischer Fragen der Biotechnologie: die genetische Veränderung von Lebensmitteln, die Verschmelzung von menschlichem und tierischem Erbgut bei Chimären oder auch die Erzeugung von biologischen Systemen in der Synthetischen Biologie, die in der Natur nicht vorkommen. So werden Wissenschaftler zu Designern von einzelnen Molekülen, Zellen und Organismen mit völlig neuen Eigenschaften. Solche und ähnliche Aspekte werden insbesondere im Hinblick auf ihre Folgen im Rahmen der Angewandten Ethik erörtert.

2.1 Prinzipienethik in Medizin und Pflege (Beauchamp/Childress)

Zum Zeitpunkt der ersten Vorstellung der vier Prinzipien der biomedizinischen Ethik im Jahr 1979 arbeiteten Tom Beauchamp und James Childress an der von Jesuiten 1789 gegründeten katholischen Georgetown University in Washington D.C., USA. Die vier nicht immer unumstrittenen Prinzipien sind derart bekannt geworden, dass sie teilweise auch als „Georgetown-Mantra" bezeichnet werden.

Charakteristisch für den Ansatz von Beauchamp und Childress sind die vier Prinzipien
- Respekt vor Autonomie (*autonomy*),
- Nicht schaden (*nonmaleficence, primum nil nocere*),
- Fürsorge/Gutes tun (*beneficence, bonum facere*, Hilfsgebot) und
- Gerechtigkeit (*justice*).

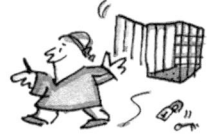

Autonomie

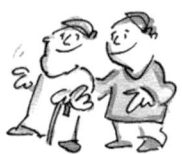

Fürsorge

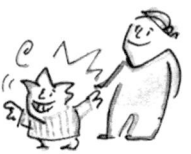

Nicht schaden

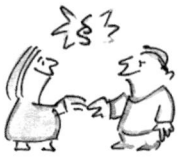

Gerechtigkeit

Das Autonomieprinzip verpflichtet Pflegende und Ärzte zur Anerkennung des Selbstbestimmungsrechts der Bewohner und Patienten. Das Fürsorgeprinzip fordert die kontextsensible Durchführung von indizierten Maßnahmen und Hilfeleistungen bei den Aktivitäten des täglichen Lebens. Dabei darf eine professionelle Handlung dem Patienten oder Bewohner weder einen Schaden (Nichtschadensprinzip) zufügen noch darf dadurch ein anderer vernachlässigt (Gerechtigkeitsprinzip) werden.

Die vier Prinzipien stellen den ersten Versuch einer systematischen Adaption verschiedener universalistischer moralphilosophischer Prinzipen an das breite Spektrum der ethischen Fragen in Medizin und Pflege dar. Sie werden auch als Prinzipien mittlerer Reichweite bezeichnet, da sie auf die (in der Moralphilosophie umstrittenen) Letztbegründungen ihrer Normen verzichten. Grundlegend ist für Beauchamp und Childress dabei die „Common morality", eine Moralität, die von allen rational moralisch reflektierenden Menschen geteilt wird. „Common morality" bindet jeden Menschen zu jeder Zeit und basiert auf einer universalistischen, kulturübergreifenden Basis durch den Rückgriff auf transnationale Menschenrechte. Diese gemeinsame Moralität wird in diesem Ansatz auf die medizinischen Tradition und Praxis bezogen.

In der konkreten fallbezogenen Anwendung [→Kap. 5.1.3] sind die vier Prinzipien auf ihre Bedeutung und Relevanz hin zu prüfen. Durch diese Prüfung und die inhaltliche Auslegung der Prinzipien werden die individuellen Wertvorstellungen der Beteiligten sichtbar: Für manche Diskussionsteilnehmer steht die Autonomie des Patienten im Vordergrund, wohingegen andere Gesprächsteilnehmer die Fürsorge stärker betont sehen wollen. Die Gewichtung der einzelnen Prinzipien erfolgt immer in Bezug auf die konkrete Situation (Überlegungsgleichgewicht). Letztlich hat sich das Prinzip der Autonomie jedoch als Leitprinzip der Medizin- und Pflegeethik etabliert.

2.2 Care Ethics

Mit Erscheinen des Buches „In a Different Voice" von Carol Gilligan im Jahr 1982 wurde der Ausdruck „Care" (Sorge oder Fürsorge) Gegenstand breiter Diskussionen. Gilligan kritisierte darin, dass in Moralpsychologie und Ethik gegenüber der distanziert gerechtigkeitsorientierten Perspektive der Männer die empathisch-fürsorgliche Perspektive der Frauen vernachlässigt wird. Aus der daraus entstehenden Debatte entwickelte sich eine Ethik der Fürsorge, die auch in der Medizin- und Pflegeethik Anschluss fand. Die Kritik an der vorherrschenden Medizin- und Pflegeethik betrifft deren Zentriertheit auf die Autonomie und den Mangel an Verantwortung gegenüber dem hilfsbedürftigen und abhängigen Patienten.

Die Ethik der Fürsorge steht in der Nachfolge traditionell europäischer Denkweisen, wie sie sich z.B. bei Schopenhauer oder Levinas [→Kap. 1.3] finden lassen, die sich weniger an der Vernunft orientieren als an der Konfrontation mit der konkreten Leiderfahrung anderer Menschen. Sie wird auch als Spezifikation einer Tugendethik gesehen und als Antwort auf das Hilfsbegehren des nichtautonomen Patienten, der sich dem Arzt und Pflegenden anvertraut. So hat der Patient die Gewissheit, dass er in seiner konkreten Situation nicht durch eine „Pflicht" zur Selbstbestimmung überfordert ist.

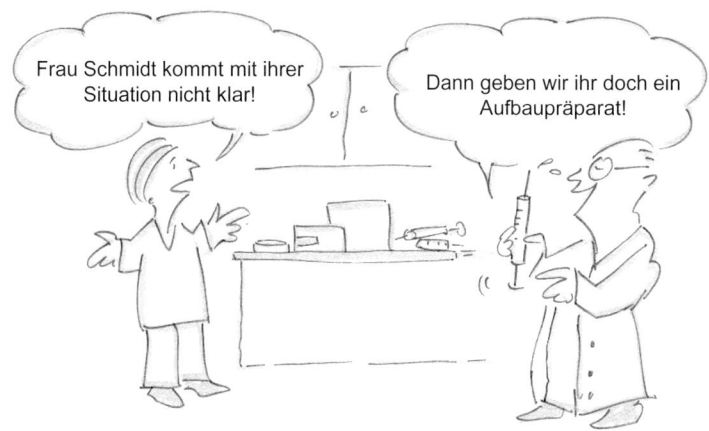

Die Ethik der Fürsorge ist darüber hinaus aber auch feministische Kritik an einer von Männern dominierten Ethik, die sich nach Gilligans Auffassung einseitig auf Aspekte der Gerechtigkeit bezieht.

Sie bietet die Chance der Entlastung und Hilfe in schweren Krisensituationen. Der Patient kann sich der fürsorglichen Pflegeperson oder dem fürsorglichen Arzt anvertrauen. Vertrauen wird so zum Schlüsselbegriff. Fürsorge soll die Basis einer Ethik der Selbstbestimmung sein, die für sich genommen den Patienten überfordern kann. Aus der überstarken Betonung der Autonomie, des Rechts auf Selbstbestimmung und der informierten Einwilligung etc. kann beim Patienten Verunsicherung entstehen, da er oft gar nicht in der Lage ist, sein Recht auf Selbstbestimmung wahrzunehmen und wohlüberlegte Entscheidungen zu treffen.

So wird z.B. die reine Aufklärung über die technische Rationalität der Hightech-Medizin dem Patienten nicht gerecht, wenn sie nicht durch das Gespräch über die subjektive Dimension einer Behandlung erweitert wird. Es müssen in angemessener Weise die Chancen, Risiken und ggf. auch die Alternativen mit dem Patienten erörtert werden. Darüber hinaus darf auch die medizinisch-pflegerische Alltagspraxis nicht von einem instrumentellen Verhältnis zwischen Personal und Patienten bzw. Bewohnern geprägt sein.

Das alles wiederum setzt anteilnehmendes und einfühlsames pflegerisches oder ärztliches Personal voraus, das den Patienten als leidendes und hilfsbedürftiges Subjekt wahrnimmt und nicht als Objekt medizinischer Behandlungen. Die Ethik der Fürsorge ist geprägt von „Freundschaft" und „Zuneigung". Dies soll nach Körtner in einer distanzierten Nähe zum Ausdruck kommen. Ein weiterer zentraler Begriff der Care-Ethik ist die advokatorische Funktion von Pflegenden, mit der den Bewohnern eine Stimme gegeben werden kann.

2.3 Fazit

In moralischen Konfliktsituationen kommt es darauf an, von den vielfältigen Beschreibungen moralischer Gefühle zu rational begründeten Argumenten zu gelangen. Die unterschiedlichen Formen von Ethik und deren spezifische Begründungsansätze befähigen zur differenzierten Betrachtung menschlicher Handlungen sowie der ihnen zugrundeliegenden Motive und ermöglichen damit die rationale Argumentation.

Ethik ist die Grundlage des Rechts kann gleichermaßen auch ‚Anlass sein, Rechtsnormen zu überdenken. Ethik ist auch in der Lage, nicht verallgemeinerbare Werte, die in religiösen Überzeugungen oder Weltbildern wurzeln, zu identifizieren und von verallgemeinerbaren Werten zu unterscheiden.

Die Angewandte Ethik ist die Spezifizierung der allgemeinen Ethik für verschiedene gesellschaftliche Bereiche. Für den Bereich des Gesundheitswesens bilden Care-Ethik und die vier Prinzipien nach Beauchamp und Childress einen umfassenden theoretischen Hintergrund, die Praxis zu reflektieren. Die vier Prinzipien von Beauchamp/Childress können zudem für ein strukturiertes Verfahren wie die Ethik-Fallberatung [→Kap. 5.1.2] hilfreich sein.

Eine Klärung moralischer Konflikte kann durch einen entsprechenden ethischen Diskurs gelingen. Die Diskursethik (Jürgen Habermas, Karl-Otto Apel) formuliert Prinzipien für die Praxis des Argumentierens: Jede Meinung ist zulässig und kein Sprecher darf daran gehindert werden, seine Meinung zu sagen. So können in einem idealen herrschaftsfreien Diskurs [→Kap. 5.7] aus moralischen Konflikten Handlungsoptionen identifiziert werden, über welche die Gesprächsteilnehmer eine Konsens erzielen können.

3   Berufsethos

Nachdem in Teil A in die theoretischen Grundlagen der allgemeinen und Angewandten Ethik eingeführt wurde, sollen im Folgenden die allgemeinen und speziellen Konfliktfelder der Medizin- und Pflegeethik sowie die konkreten Strukturen der Klinischen und nichtklinischen Ethik erörtert werden. Dieser Teil B hat drei Kapitel: Zunächst werden einige Aspekte des Berufsethos thematisiert [→Kap. 3]. Im Anschluss werden dann die Konfliktfelder der Pflege und Medizin erörtert [→Kap. 4] und schließlich die konkreten Strukturen der Klinischen und nichtklinischen Ethik [→Kap. 5] dargestellt.

Die heilenden und helfenden Berufe sind seit jeher eng verbunden mit den Fragen des guten und richtigen Lebens. Im Hintergrund wirksam ist immer auch ein Komplex aus tradierten Idealen, Werten und Tugenden, die im Allgemeinen Ethos genannt werden. Im Kontext der beruflichen Professionalisierung findet das berufliche Ethos Eingang in offizielle, gültige Kodizes. Bei der Darstellung dieser Kodizes sollte sinnvollerweise zwischen dem ärztlichen und dem pflegerischen Berufsethos unterschieden werden.

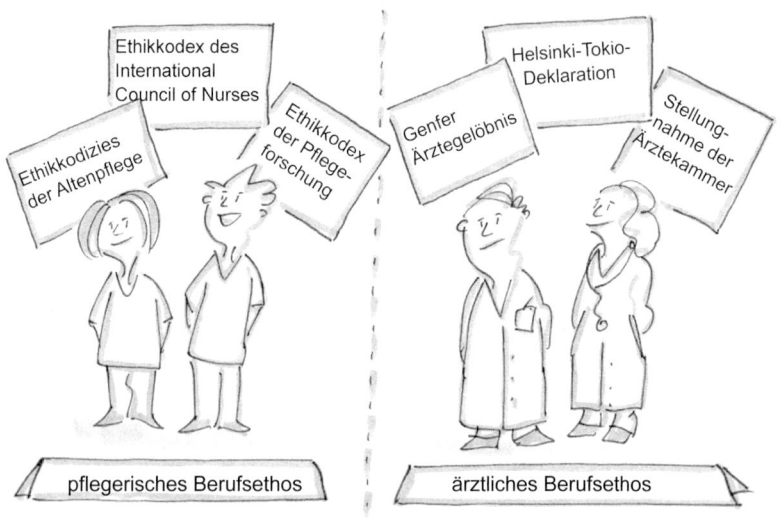

3.1   Das ärztliche Berufsethos

Der bekannteste Ethikkodex im gesundheitlichen Kontext ist der **Hippokratische Eid**. Hippokrates von Kós (460–370 v. Chr.) war ein Arzt der griechischen Antike, von ihm oder aus der von ihm begründeten Ärzteschule stammt dieser Eid. Darin enthalten sind einige recht aktuell anmutende Elemente, die das ärztliche Handeln regulieren sollen, wie z.B.:

- das Gebot der Schadensvermeidung,
- das Gebot der ärztlichen Schweigepflicht,
- das Verbot der aktiven Sterbehilfe,
- das Verbot ärztlicher Abtreibung und
- das Verbot von sexuellen Beziehungen zu Patienten.

Es sind aber auch Elemente enthalten, die nach heutigem Verständnis eher abwegig erscheinen, wie etwa

- das Verbot (z.B. bei Steinleiden) „das Messer zu benutzen" oder
- das Verbot, die ärztliche Kunst vertraglich geregelt und mit Honorar zu lehren.

Formal betrachtet hat der Hippokratische Eid keinerlei Verbindlichkeit für heutige Ärzte. Dennoch wird er zuweilen unreflektiert als argumentative Basis verwandt, etwa indem in der Sterbehilfedebatte manche Ärzte pauschal darauf verweisen, sie seien an diesen Eid gebunden.

Eine moderne Variante eines ärztlichen Berufsethos ist das **Genfer Ärztegelöbnis** des Weltärztebundes aus den Jahren 1948 und 1968, das in seiner ursprünglichen Form u.a. als Reaktion auf die „Menschenversuche" deutscher Ärzte in nationalsozialistischen Konzentrationslagern angelegt war. Insofern steht das Genfer Ärztegelöbnis in engem Zusammenhang zur Allgemeinen Erklärung der Menschenrechte der Vereinten Nationen vom 10.12.1948. In Deutschland gibt es kein feierliches „Gelöbnis" von Ärzten, wie es der Titel nahelegt. Das Genfer Ärztegelöbnis ist als Präambel allerdings Teil der ärztlichen Berufsordnung der Bundesärztekammer. Ähnlich wie der Hippokratische Eid regelt es die berufliche Praxis:

„Bei meiner Aufnahme in den ärztlichen Berufsstand gelobe ich, mein Leben in den Dienst der Menschlichkeit zu stellen.

Ich werde meinen Beruf mit Gewissenhaftigkeit und Würde ausüben. Die Erhaltung und Wiederherstellung der Gesundheit meiner Patientinnen und Patienten soll oberstes Gebot meines Handelns sein.

Ich werde alle mir anvertrauten Geheimnisse auch über den Tod der Patientin oder des Patienten hinaus wahren.

Ich werde mit allen meinen Kräften die Ehre und die edle Überlieferung des ärztlichen Berufes aufrechterhalten und bei der Ausübung meiner ärztlichen Pflichten keinen Unterschied machen weder nach Religion, Nationalität, Rasse noch nach Parteizugehörigkeit oder sozialer Stellung.

Ich werde jedem Menschenleben von der Empfängnis an Ehrfurcht entgegenbringen und selbst unter Bedrohung meine ärztliche Kunst nicht in Widerspruch zu den Geboten der Menschlichkeit anwenden.

Ich werde meinen Lehrerinnen und Lehrern sowie Kolleginnen und Kollegen die schuldige Achtung erweisen. Dies alles verspreche ich auf meine Ehr."

— *Deklaration von Genf. Verabschiedet von der 2. Generalversammlung des Weltärztebundes in Genf im September 1948, letztmalig revidiert von der 46. Generalversammlung in Stockholm im September 1994*

Es zeigt sich zum einen eine gewisse Nähe zum Hippokratischen Eid (z.B. Verschwiegenheitsgebot) aber auch eine Nähe zur allgemeinen Menschenrechtserklärung (... keinen Unterschied machen weder nach Religion, Nationalität, Rasse noch nach Parteizugehörigkeit oder sozialer Stellung). Die Wirksamkeit des Genfer Ärztegelöbnisses für die ärztliche Praxis ist eher gering, da es mehr oder weniger unsichtbar in die Berufsordnung integriert ist.

Ein weiteres wichtiges Element der ärztlichen Berufsethik ist die **Helsin-ki-Tokyo-Deklaration** des Weltärztebundes, die seit ihrer Formulierung im Jahr 1964 mittlerweile in der achten Revision vorliegt. Grundsätzlich wird hierin die Forschung am Menschen der Pflicht des Arztes, die Gesundheit von Patienten zu fördern und zu erhalten, untergeordnet. Darüber hinaus werden normative Grundsätze für jede „Art medizinischer Forschung" formuliert, unter anderem, dass jedes Forschungsvorhaben vor Forschungsbeginn von einer unabhängigen Ethikkommission dahin gehend begutachtet wird, dass es nicht nur den gängigen Rechtsvorschriften eines Landes entspricht, sondern auch den in der Deklaration enthaltenen ethischen Grundsätzen gerecht wird.

Ergänzt und aktualisiert wird die berufsethische Grundlage der Ärzte immer wieder durch Empfehlungen, verbindliche Richtlinien, orientierende Leitlinien oder **Stellungnahmen der Bundesärztekammer** zu Themen, wie z.B.

- Reproduktionsmedizin,
- Pränataldiagnostik,
- Sterbebegleitung oder
- Transplantationsmedizin.

Diese Stellungnahmen haben die Funktion, die durch technische Innovation und gesellschaftlichen Diskurs immer wieder neu aufgeworfenen ethischen Fragestellungen an die medizinische Praxis anzubinden und für die „verfasste Ärzteschaft" Orientierung zu bieten. Erstellt werden solche Empfehlungen von Gremien wie der „Zentralen Kommission zur Wahrung ethischer Grundsätze in der Medizin und ihren Grenzgebieten bei der Bundesärztekammer" (ZEKO) oder des „Wissenschaftlichen Beirats der Bundesärztekammer", in denen durchaus auch Nichtmediziner (z.B. Philosophen, Juristen, Theologen) mitarbeiten. Anders als die berufsethischen Grundlagen werden die Empfehlungen stärker wahrgenommen und haben tatsächlich unmittelbaren Einfluss auf die klinische Praxis.

online www.bundesaerztekammer.de

www.zentrale-ethikkommission.de

3.2 Pflegerisches Berufsethos

Mit der Frage nach dem Berufsethos der Pflegenden eng verbunden ist die Verwurzelung des „Berufs" zum einen in der traditionellen Rolle der Frau und zum anderen im christlichen Motiv der Nächstenliebe. Historisch betrachtet waren darin die Ideale der Selbstlosigkeit und Aufopferung bis hin zur Unterwerfung enthalten. Diese „Altlasten" der professionellen Pflege sind bisweilen auch heute noch wirksam.

Gegenwärtig gibt es für die Pflegeberufe verschiedene Ethik-Kodizes, die den berufsethischen Hintergrund in systematischer und aktueller Form aufbereiten. Das Hervorbringen eines eigenen Ethik-kodexes ist für die Pflegeberufe eng mit dem Thema Professionalisierung und mit der Emanzipation gegenüber dem ärztlichen Beruf verbunden.

In interdisziplinären Diskursen wird häufig betont, dass die Pflege ein eigenständiger Beruf ist und eine eigenständige Berufsethik hat. Ersteres steht sicher nicht zur Debatte, letzteres stimmt aber nur insoweit, als die Berufsethik der Pflegenden eine Spezifizierung für das besondere Arbeitsfeld der Pflege ist, welches eben nicht mit dem Arbeitsfeld der Medizin identisch ist. Tatsächlich ist die pflegerische Ethik nicht „eigenständig", sondern (wie auch die ärztliche) eingebettet in eine allgemeine Ethik.

Der wichtigste Ethikkodex für die Pflegeberufe ist der **Ethikkodex des International Council of Nurses** (ICN), der erstmals 1953 formuliert wurde und der vom Deutschen Berufsverband für Pflegeberufe übernommen wird.

Die aktuelle Variante aus dem Jahr 2005 besteht aus einer Präambel und vier Teilen. In der Präambel werden die grundlegenden Aufgaben der Pflegenden formuliert:

- Gesundheit fördern
- Krankheit verhüten
- Gesundheit wiederherstellen
- Leiden lindern

Im Anschluss werden die allgemeinen Menschenrechte (Recht auf Leben, auf Würde und respektvolles Verhalten) als grundlegende Werte für die Pflege definiert, vor deren Hintergrund die vier grundlegenden Aufgaben zu erfüllen sind:

Pflegende und ihre Mitmenschen:

Hierin wird festgehalten, dass die grundlegende berufliche Verantwortung dem pflegebedürftigen Menschen gebührt, der in seinen Werten, Sitten und Gewohnheiten zu respektieren ist. Ferner werden eine Informationspflicht und ein Schweigegebot formuliert. Darüber hinaus werden die Pflegenden in den Kontext der allgemeinen gesellschaftlichen Verantwortung gestellt, die gesundheitliche und soziale Situation der Menschen zu verbessern und die natürliche Umwelt vor Verschmutzung und Zerstörung zu bewahren.

Pflegende und ihre Berufsausübung:

Hierin wird u.a. die Rechenschaftspflicht der Pflegenden über ihre Berufsausübung und die Verpflichtung zum Erhalt und zur Vermehrung des beruflichen Wissens beschrieben.

Pflegende und ihre Profession:

Hierin wird u.a. die Verpflichtung formuliert, die Ausübung und Entwicklung der Profession eigenständig und sozial gerecht zu gestalten.

Pflegende und ihre Kollegen:

Hierin wird u.a. die gute Zusammenarbeit zwischen den Kollegen und die Orientierung am Gemeinwohl formuliert.

Es zeigt sich bei dem wichtigsten Ethikkodex der Pflegenden die gleiche Zweigliedrigkeit wie bei den medizinischen Kodizes: die Bezugnahme zu den allgemeinen Begriffen (Menschenrecht, Menschenwürde) einerseits und andererseits der Versuch, vor dem Hintergrund dieser Begriffe einen normativen Rahmen für die berufliche Praxis zu schaffen.

Darüber hinaus gibt es noch **mehrere nationale Ethikkodizes** (Auswahl):

- der katholischen Pflegeorganisationen
- des Evangelischen Fachverbandes für Kranken- und Sozialpflege
- des Deutschen Roten Kreuzes und
- der Arbeitsgemeinschaft Deutscher Schwesternverbände und Pflegeorganisation (ADS)

oder auch im deutschsprachigen Ausland:

- des Schweizer Berufsverbandes der Pflegefachfrauen und Pflegefachmänner (SBK)

Sie alle beziehen sich mehr oder weniger explizit auf den Ethikkodex des ICN.

Ethikkodizes für die Altenpflege zugeschnitten gehen ebenfalls zumeist in der Weise vor, dass sie die Pflegepraxis definieren, sie in den Kontext der Anerkennung der Menschenrechte stellen und einen normativen Rahmen für die spezifische Berufspraxis bilden. Einen allgemeinen und verbindlichen **Ethikkodex der Pflegeforschung** gibt es derzeit nicht. Gleiches gilt für Ethikkommissionen zur Begutachtung von entsprechenden Forschungsunternehmungen (Studien). An verschiedenen Stellen sind allerdings Bemühungen erkennbar, dieses Defizit zu beheben: Etwa den (freiwilligen) „Ethikkodex zum Verhältnis zwischen Forschenden und Proband" und die Ethikkommission der Deutschen Gesellschaft für Pflegewissenschaft e.V.

Welchen Einfluss Ethikkodizes auf die reale Praxis haben, ist schwer zu beurteilen. Die Präsenz (und damit die Wirksamkeit) der Kodizes in der Praxis dürfte aber eher gering sein, sowohl bei den Mitarbeitern als auch in der Gesellschaft. Zwar gibt es berufsständische Ethikkommissionen auch in den Berufsverbänden der Gesundheits- und Krankenpflege. Diese bleiben aber in ihrer Produktivität und Wirkungsmächtigkeit bei weitem hinter denen z.B. der Bundesärztekammer zurück. Entsprechend gering ist der Einfluss der Pflegenden als Berufsgruppe in der medizin- und pflegeethischen Fachdebatte.

3.3 Institutionalisierung der Medizin- und Pflegeethik

Ein wichtiger Meilenstein für die Entwicklung einer medizinisch-pflegerischen Berufsethik war sicherlich die Gründung der Akademie für Ethik in der Medizin (AEM) im Jahr 1986. Die AEM hat sich die Förderung des wissenschaftlichen Diskurses über ethische Fragen der medizinischen, aber auch der pflegerischen Praxis zum Ziel gesetzt. In ihr sind auch viele Pflegende vertreten. Seit 1995 gibt es eine dauerhafte Arbeitsgruppe „Pflege und Ethik", in der sich primär Pflegende, aber auch andere Professionen mit ethischen Fragestellungen der medizinischen und pflegerischen Berufspraxis auseinandersetzen und in allgemeine Debatten einbringen. Zwischen 1994 und 2010 war permanent eine Angehörige des Pflegeberufs im Vorstand der AEM tätig. Angesichts des Anteils der Pflegenden an der Gesamtheit der Gesundheitsversorgung sind die Pflegenden in der AEM deutlich unterrepräsentiert. Derzeit ist die AEM als wissenschaftliche Fachgesellschaft unter dem Dach der Arbeitsgemeinschaft der Wissenschaftlichen Medizinischen Fachgesellschaften e. V. (AWMF) noch auf dem Weg zu einer integrativen, berufsübergreifenden Fachgesellschaft für Ethik im Gesundheitswesen oder dergleichen.

Durch ihren interdisziplinären Charakter ist die AEM deutlich mehr als nur eine berufsethische Institution. Längst gibt sie nicht mehr nur den organisatorischen Rahmen für die systematische und wissenschaftliche Reflexion der ärztlichen oder pflegerischen Berufspraxis. Sie ist vielmehr sowohl Ausdruck der Professionalisierung eines Wissenschaftsbereiches (Medizin- und Pflegeethik, Angewandte Ethik) als auch der Ausgangspunkt zur Professionalisierung einzelner Berufsfeldes (Medizinethiker, Pflegeethiker, Ethikberater) im Gesundheitswesen).

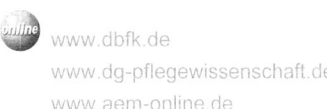 www.dbfk.de
www.dg-pflegewissenschaft.de
www.aem-online.de

4　Konfliktfelder der Medizin- und Pflegeethik

Nicht in jedem klinischen oder nichtklinischen Bereich taucht jedes denkbare ethische Problem auch auf. Zur besseren Nachvollziehbarkeit ist es sinnvoll, zwischen den im allgemeinen klinischen oder nichtklinischen Kontext [→Kap. 4.1] und den im speziellen Kontext auftretenden Konflikten [→Kap. 4.2] zu differenzieren.

4.1　Allgemeine Konfliktfelder

Wichtige Begriffe im Kontext der Klinischen Ethik sind die Begriffe der →„Therapiebegrenzung" (Therapieverzicht, Änderung des Therapieziels, Therapie „einfrieren" etc.) und der →Sterbehilfe (aktive, passive und indirekte Sterbehilfe), die jeweils mit einigen Synonymen (gr. *synonymía* = lexikalische Gleichheit oder Ähnlichkeit) und z.T. deutlich zu unterscheidenden Varianten auftauchen.

Das Verhältnis der Begriffe untereinander, die in der klinischen Alltagssprache selbstverständlich und z.T. unscharf verwendet werden, ist komplex und bedarf der sorgfältigen Erläuterung.

4.1.1　Therapiebegrenzung

Der Begriff der „Therapiebegrenzung" beschreibt einen Sachverhalt, in dem eine kurative oder auch kausale Therapie begrenzt, d.h. nicht begonnen oder nicht fortgesetzt wird.

Dies kann aus zwei Gründen erfolgen:
- bei fehlender oder nicht mehr bestehender Einwilligung
- bei fehlender Indikation.

Fehlende oder entzogene Einwilligung

Die fehlende oder nicht mehr erteilte (entzogene) Einwilligung des einwilligungsfähigen Patienten ist kaum erläuterungsbedürftig. Aus ethischen und rechtlichen Gründen [→Kap. 4.1.4] sind medizinisch-pflegerische Maßnahmen nur dann durchzuführen, wenn diese auch vom Patienten autorisiert sind. Dabei ist unerheblich, ob eine Maßnahme bereits begonnen wurde, etwa die Durchführung einer künstlichen Ernährung, oder ob sie erst begonnen werden soll. Im ersten Fall muss die Maßnahme abgebrochen und im zweiten Fall darf sie nicht begonnen werden.

Indikation

Der Begriff der →Indikation entstammt dem Lateinischen (*indicare* = anzeigen) und beschreibt eine Sachverhalt, in dem auf Grund eines bestimmten Krankheitsgeschehens eine spezielle Therapie für angemessen beurteilt wird: Eine Therapie ist indiziert.

In der Praxis wird durch den Begriff oft der Eindruck der wissenschaftlichen Objektivität erweckt. Tatsächlich spielen auch hier normative Aspekte mit hinein: So kann z.B. die künstliche Beatmung „objektiv" indiziert sein, etwa wenn die Sauerstoffsättigung dauerhaft unter ein bestimmtes Niveau absinkt und weniger invasive Maßnahmen ohne Erfolg geblieben sind (Indikation im engen Sinne). Betrachtet man jedoch nicht den Wert der Sauerstoffsättigung, sondern den Patienten in seiner konkreten Situation, so stellt man ggf. fest, dass die maschinelle Beatmung eben gerade nicht indiziert ist, etwa wenn dem Patienten in seiner letzten Lebensphase eine Intubation und die ggf. dadurch notwendige Sedierung erspart werden kann (Indikation im weiten Sinne).

Vor einem solchen Hintergrund sind die negativen Folgen einer niedrigen Sauerstoffsättigung eher zu akzeptieren als die erwartbare Einschränkung der Lebensqualität, die aus der Durchführung der Maßnahme resultiert.

In der klinischen Alltagssprache wird der Begriff der Indikation oft „objektivistisch" verkürzt, d.h. die Gesamtperspektive auf den Patienten in seiner konkreten Situation auf einen Laborwert reduziert. Aus ethischer Perspektive ist jedoch immer der weite Begriff der Indikation relevant, der nicht nur den Laborwert, sondern den ganzen Patienten in den Fokus nimmt.

Voraussetzungen für eine Therapiebegrenzung
Für die Durchführung einer medizinisch-pflegerischen Maßnahme müssen immer beide Elemente vorhanden sein: Einwilligung und Indikation. Liegt nur eines der beiden Elemente (oder keines) vor, muss die Maßnahme unterbleiben. Liegt keine explizite Einwilligung vor, kann ggf. auch eine mutmaßliche Einwilligung angenommen werden, wenn keine Indizien dafür auszumachen sind, dass der Patient der Maßnahme nicht zustimmen würde. Allerdings ist die Klärung der beiden möglichen Gründe für den Abbruch in der Praxis nicht unproblematisch. Bei einem einwilligungsunfähigen Patienten ist nur der →Bevollmächtigte oder der rechtliche Betreuer entscheidungsbefugt. Oft ist eben unklar oder strittig, ob eine Maßnahme nur formal oder auch im weiteren Sinne des Begriffs indiziert ist.

Das gleiche gilt für die Einwilligung. Insbesondere der in einer Patientenverfügung erklärte Wille oder die Hinweise zum mutmaßlichen Willen können unklar oder strittig sein. Für die Ermittlung des Patientenwillens und die Auslegung einer →Patientenverfügung gibt es gesetzliche Vorschriften. Darüber hinaus gibt es psychologische Barrieren, die einer klaren Entscheidung zu einer Therapiebegrenzung im Wege stehen können. So kann der bekannte Wunsch nach „Maximaltherapie" die Therapiebegrenzung bei einer vorliegenden nur formalen Indikation erschweren, auch wenn die Durchführung der Maßnahme eigentlich nicht mehr „zum Guten" des Patienten ist. Gleiches gilt umgekehrt für die klare Ablehnung einer ggf. Erfolg versprechenden therapeutischen Option. Eine →Ethikberatung wird in einem solchen Fall hilfreich sein.

Verwendung der Begriffe

Die oben [→Kap. 4.1] bereits angedeuteten Synonyme beschreiben mehr oder weniger den gleichen Sachverhalt mit z.T. aber deutlich unterschiedlichen Konnotationen. Das Synonym „Einfrieren der Therapie" hat, etwa wenn eine Antibiotikatherapie nicht weiter eskaliert werden soll, eine etwas schwächere Konnotation, da zwar eine Begrenzung durchgeführt wird, aber keine Reduktion.

Das Synonym des „Therapieverzichts" hat, etwa wenn eine Antibiotikatherapie nicht begonnen werden soll, eine entsprechend stärkere Konnotation, da es eine vollständige Begrenzung einer Maßnahme impliziert. Seine Konnotation ist insofern auch tendenziell negativ, da bei der vollständigen Begrenzung möglicherweise auch eine Art Vernachlässigung mitschwingt.

Ein positiv konnotiertes Synonym ist hingegen die „Änderung des Therapieziels". Auf der einen Seite beschreibt sie die Begrenzung, das Einfrieren oder den Verzicht auf eine kurative Therapie, aber auch das Fokussieren auf ein anderes Ziel, das Ziel der Palliation (lat. *pallium* = der Mantel, Symptome „ummanteln").

Dieser Begriff ist für die Praxis sehr hilfreich, nicht nur weil er eine positive Konnotation hat, sondern auch, weil er eine von der formalisierten und naturwissenschaftlich orientierten Medizin oft vernachlässigte Perspektive aufzeigt: Das „andere" Ziel der medizinisch-pflegerischen Maßnahmen liegt nun nicht mehr darin, eine Heilung zu erlangen, sondern darin, die dem Menschen verbleibende Zeit so angenehm wie möglich zu gestalten. Der Begriff der →Palliative Care verdeutlicht dies zusätzlich.

4.1.2 Sterbehilfe

Nachfolgend werden die immer noch gebräuchlichen, aber z.T. missverständlichen Begriffe zu Sterbehilfe dargestellt, bevor in Kapitel 4.1.3 mit dem Vorschlag zur Terminologie durch den Nationalen Ethikrat ein Alternativkonzept der Begriffe dargestellt wird.

Passive Sterbehilfe

Passive Sterbehilfe ist die (legitime) Unterlassung oder Nichtaufnahme von medizinischen Maßnahmen, um das Sterben eines schwer kranken Patienten zuzulassen. Das Ziel der Unterlassung ist ein ungehinderter Sterbeprozess.

Die passive Sterbehilfe beschreibt folglich eine erfolgreiche Therapiebegrenzung, die das Ziel hat, entweder den erklärten oder mutmaßlichen Patienten- oder Bewohnerwillen zu realisieren oder den Sterbeprozess nicht auf für den Patienten unzumutbare Weise zu verlängern. Passive Sterbehilfe ist legal und moralisch geboten!

Die angedeutete Unterschiedlichkeit der begrifflichen Ebenen (Therapiebegrenzung und Sterbehilfe) zeigt sich dadurch, dass die eigentliche Maßnahme des Verzichts bei der Veränderung des Kontextes unangetastet bleibt, nicht jedoch ihre normative Beurteilung: Liegen Indikation und Einwilligung für eine Maßnahme vor und wird diese dennoch begrenzt, so bleibt dies eine vom Patienten nicht gewünschte „Therapiebegrenzung", ist aber keine passive Sterbehilfe mehr, sondern eine unterlassene Hilfeleistung durch das Vorenthalten einer sinnvollen und gewünschten Maßnahme.

Beispiel Der Bundesgerichtshof hat in der „Fuldaer Entscheidung" vom 25.06.2010 für mehr Rechtssicherheit beim Umgang mit dem Patientenwillen gesorgt. Eine Frau hatte auf Anraten ihres Anwalts die Magensonde ihrer im Wachkoma liegenden Mutter durchschnitten und so deren mündlich geäußertem Willen entsprochen. Beide wurden daraufhin zunächst wegen versuchten gemeinschaftlichen Totschlags angeklagt, schließlich aber vom BGH freigesprochen.

Das Gericht stellte klar: Wenn es um einen Behandlungsabbruch auf Wunsch des Patienten geht, ist dies eine erlaubte passive Sterbehilfe. Es komme nicht darauf an, ob der Behandlungsabbruch durch Unterlassen oder eine aktive Handlung vorgenommen wird. Das Gericht sah umgekehrt das Legen der Magensonde als „rechtswidrigen Angriff" auf die im Koma liegende Frau.

Indirekte Sterbehilfe

Indirekte Sterbehilfe ist die Durchführung einer medizinischen Maßnahme zur Linderung von schwersten Schmerzzuständen unter Inkaufnahme einer unerwünschten aber unvermeidbaren Lebensverkürzung. Das Ziel der Maßnahme ist die Symptomkontrolle.

Der Begriff der indirekten Sterbehilfe beschreibt eine medizinische Maßnahme, die dadurch nötig wird (Indikation!), dass bestimmte quälende Symptome nicht anders als durch eine hochdosierte Analgesie bzw. Analgosedierung zu kontrollieren sind, was in der Folge eine nicht gewollte aber alternativlose Verkürzung der Lebenszeit mit sich bringt. Indirekte Sterbehilfe ist legal und moralisch geboten! Allerdings ist die lebensverkürzende Wirkung einer sehr potenten Schmerztherapie bei der entsprechenden Fachkenntnis marginal. Auch hier ändert sich durch die Veränderung des Kontextes die normative Beurteilung nicht jedoch die Handlung: Eine starke Analgesie oder Analgosedierung, die keine Lebensverkürzung nach sich zieht, bleibt „nur" eine Analgesie oder eine Analgosedierung. Sie ist überhaupt keine Sterbehilfe. (Zuweilen wird die indirekte Sterbehilfe auch als indirekte aktive Sterbehilfe bezeichnet. In dieser Terminologie wäre die aktive Sterbehilfe, wie sie nachfolgend dargestellt ist, als direkte aktive Sterbehilfe zu bezeichnen.)

Aktive Sterbehilfe

Aktive Sterbehilfe ist eine Maßnahme, einen schwer kranken Patienten auf dessen eigenen Wunsch hin zu töten. Das Ziel der Handlung ist die Tötung des Patienten.

Der Begriff der aktiven Sterbehilfe beschreibt die normative Dimension einer erfolgreichen Handlung, in der ein Patient auf eigenes Verlangen getötet wird, etwa durch die Gabe eines tödlichen Medikaments. Aktive Sterbehilfe ist moralisch hochumstritten und in Deutschland strafbar! Auch hier zeigt sich wieder, dass die Veränderung des Kontextes, etwa wenn der Patient nicht einwilligungsfähig ist und einen Sterbewunsch nicht geäußert hat, an der eigentlichen Handlung nichts ändert, aber aus einer aktiven Sterbehilfe (Tötung auf Verlangen!) eine Tötung macht, die ggf. den Tatbestand des Totschlags oder des Mordes erfüllt.

Problematisch ist seit jeher die spezifische Bedeutung der Begriffe „aktiv" und „passiv". Passive Sterbehilfe ist straffrei und ethisch geboten, aktive Sterbehilfe ist strafbar. Ist nun die aktive Beendigung einer künstlichen Ernährung, etwa weil sie nicht dem Willen des Patienten entspricht, eine aktive oder passive Sterbehilfe? Allzu oft wird in der Praxis diese Maßnahme als aktive Sterbehilfe aufgefasst und nicht durchgeführt, da die Aktivität des Abbruchs eine Nähe zur aktiven Sterbehilfe suggeriert. Dies ist jedoch nicht der Fall. Die Beendigung oder der Verzicht auf künstliche Ernährung sind bei fehlender Einwilligung oder Indikation zulässige und gebotene passive Sterbehilfe. Die Aktivität oder Passivität einer Handlung hat auf die normative Beurteilung keinen Einfluss (dies wurde im Juni 2010 vom BGH bestätigt). Relevant hierfür sind ausschließlich die Gründe für den Abbruch: keine Einwilligung oder keine Indikation!

Sterbehilfeform	„moralischer Status"	rechtlicher Status
passive Sterbehilfe	geboten	legal
indirekte Sterbehilfe	geboten	legal
aktive Sterbehilfe	hochumstritten	strafbar

Übersicht über die verschiedenen Arten der Sterbehilfe

4.1.3 Die Terminologie des Nationalen Ethikrats

Da die herkömmlichen Begriffe der Sterbehilfe in der Praxis oft zu Missverständnissen führen, hat der Nationale Ethikrat im Jahr 2006 eine alternative Terminologie vorgeschlagen. Damit sollen Entscheidungen und Handlungen am Lebensende, die sich mittelbar oder unmittelbar auf den Prozess des Sterbens und den Eintritt des Todes auswirken, angemessen beschrieben und unterschieden werden.

Neben dem Begriff der **Sterbebegleitung**, der die unproblematischen aber wichtigen allgemeinen Maßnahmen der Pflege und Betreuung von Sterbenden umfasst, geht es in erster Linie um Alternativen der drei Sterbehilfebegriffe.

Da die **passive Sterbehilfe**, wenn diese dem erklärten oder mutmaßlichen Willen widerspricht oder keine Indikation mehr vorliegt, immer auch aktive Maßnahmen des Abbruchs enthalten kann, soll hierfür der Begriff des **Sterbenlassens** etabliert werden.

Da die **indirekte Sterbehilfe** primär eine Therapieform und keine „Hilfe zum Sterben" ist und sie bei angemessener Anwendung nur selten Einfluss auf die Lebensdauer hat, soll hierfür der Begriff der **Therapien am Lebensende** benutzt werden.

Da die **aktive Sterbehilfe** nicht nur eine unspezifische Aktivität beinhaltet und die Intention für diese spezifische Aktivität vom Patienten selbst stammt, soll hierfür der Begriff der **Tötung auf Verlangen** verwendet werden.

Der Vorschlag des Nationalen Ethikrats ist inhaltlich nahe liegend. Tatsächlich bleiben einige terminologische Probleme erhalten. So hat z.b. der Begriff des „Sterbenlassens" eine gewisse Konnotation zur unterlassenen Hilfeleistung, während der Begriff der „Therapien am Lebensende" so unspezifisch ist, dass er ggf. die gewünschte Assoziation gar nicht erweckt. Hinzu kommt, dass in der Praxis weiterhin die herkömmlichen Begriffe Verwendung finden. Auf dem schwierigen Feld der „Sterbehilfe" bleibt es insofern sehr wichtig, z.b. bei einer →ethischen Fallbesprechung die verwendeten Begriffe genau zu betrachten und zunächst ggf. eine sprachliche Klärung vorzunehmen.

4.1.4 (Terminale) Palliative Sedierung und assistierter Suizid

Zwei weitere Begriffe im Kontext der Bewertung von Maßnahmen oder Hilfestellungen am Lebensende sind die (terminale) palliative Sedierung und der assistierte Suizid.

Die (**terminale**) **palliative Sedierung** ist eine stark sedierende oder analgosedierende Maßnahme, die ggf. bis zum Tod aufrechterhalten wird. Sie wird dann durchgeführt, wenn quälende Symptome, wie Schmerzen, Luftnot, Übelkeit oder Angst nicht mehr anders zu kontrollieren sind. Sie ist insofern eine Maßnahme der palliativen Versorgung im Sinne einer Ultima Ratio (lat. *ultimus* = der Letzte, *ratio* = die Vernunft = die letzte vernünftige Maßnahme). Sie kann in der Folge einer erlaubten und gebotenen Therapiebegrenzung notwendig werden, etwa wenn auf eine künstliche Beatmung verzichtet und der betreffende Patient auf diese Weise vor einem quälenden Sterbeprozess geschützt werden soll. In diesem Sinne wäre sie eine die Therapiebegrenzung flankierende palliative Maßnahme.

Die palliative Sedierung erfolgt zur Verhinderung von unerträglichen Leidenszuständen. Die Dosierung hat sich am zur Schmerzfreiheit erforderlichen Maß zu orientieren. Ein regelmäßiges Aufwachen des Patienten als Überprüfung der Wirksamkeit und der weiteren Notwendigkeit der palliativen Sedierung muss mit dem Patienten besprochen werden. Bei dieser Maßnahme stirbt der Patient an seiner Krankheit und nicht an der palliativen Sedierung.

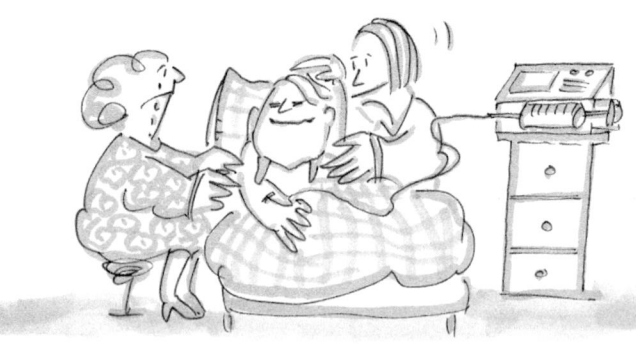

Der **assistierte Suizid** (oder auch Beihilfe zur Selbsttötung) ist die Hilfestellung bei der Selbsttötung eines schwer kranken Patienten.

Der assistierte Suizid wird in der klinischen Alltagssprache oft und fälschlicher Weise der aktiven Sterbehilfe (Tötung auf Verlangen) zugeordnet. Dies ist schon deswegen nicht zutreffend, da die Tötungshandlung vom Patienten selbst ausgeführt wird. Er kann aus der Perspektive eines Schwerkranken, der an einer schwer oder nicht beherrschbaren Symptomatik leidet, durchaus als Hilfe zum Sterben beurteilt werden. Beim assistieren Suizid wird die entscheidende Handlung vom Patienten selbst durchgeführt und die Hilfestellung Dritter beschränkt sich auf die Bereitstellung der „Infrastruktur".

Der assistierte Suizid ist moralisch umstritten. Im Rahmen einer Medizin- und Pflegeethik, in der die autonome Entscheidung eines Patienten höchsten Stellenwert hat, muss eine Entscheidung zur Therapiebegrenzung auch dann akzeptiert werden, wenn sie zu seinem Tod führt. Es findet sich aus dieser Perspektive kein zwingender Grund, der von vornherein gegen den assistierten Suizid spräche.

Das christlich motivierte Argument der Unverfügbarkeit des Lebens mahnt an, nicht in den von Gott gegebenen Kreislauf von Leben und Sterben einzugreifen. Ein möglicherweise überzeugenderes Gegenargument liegt darin, dass durch eine Praxis der Assistenz beim Suizid das gesellschaftliche Klima für Schwerkranke, Behinderte oder demente Personen nachhaltig verändert wird. Es handelt sich dabei um ein sogenanntes „Dammbruchargument": Wenn erst einmal eine bestimmte Regelung verändert ist, bricht der Damm und andere Veränderungen werden folgen, ohne dass dies dann noch zu verhindern wäre. Aus der grundsätzlichen Möglichkeit der Beihilfe zur Selbsttötung könnte sich eine unausgesprochene Forderung entwickeln. Allerdings ist der Nachweis über die nachhaltige Veränderung des gesellschaftlichen Klimas schwer zu führen und ein derartiges Argument vermag es aller Wahrscheinlichkeit auch nicht, alle diejenigen zu überzeugen, die mit schwersten Leidenszuständen konfrontiert sind.

In Deutschland ist der Suizid nicht strafbar und insofern kann auch die Beihilfe zum Suizid nicht strafbar sein. Zu den konkreten Handlungspflichten in der Situation des Suizides gibt es einen jahrelangen Streit. Zentrales Element dieses Streites war die sogenannte Garantenpflicht, die Mediziner und Pflegende, aber auch Angehörige verpflichtet, im Falle eines Suizides „helfend" – also lebensrettend – einzugreifen, unabhängig von der Frage, ob der Suizid unüberlegt, die Folge einer psychischen Erkrankung oder das Ergebnis einer bewussten und reiflichen Überlegung war.

In den letzten Jahren wurde die Garantenpflicht u.a. vom BGH vor dem Hintergrund einer klaren Freiwilligkeit und Wohlüberlegtheit deutlich eingeschränkt.

Vom Landgericht München wurde im Jahr 2010 das Ermittlungsverfahren gegen drei Angehörige einer Patientin eingestellt, die in Übereinstimmung mit dem Willen der Patientin deren Leben nach einem Suizidversuch nicht gerettet hatten. Insofern ist davon auszugehen, dass die Assistenz bei einer wohlüberlegten Selbsttötung (Bilanzsuizid) nicht strafbar ist. Als Alternative zum assistierten Suizid wird bisweilen auch die (terminale) palliative Sedierung diskutiert.

Der Ärztetag des Jahres 2011 in Kiel hat die Musterberufsordnung für Ärzte geändert und Ärzte dürfen somit keine Hilfe zur Selbsttötung leisten.

4.1.5 Patientenverfügung, Vorsorgevollmacht und Betreuungsverfügung

Der Verabschiedung des Gesetzes zu Patientenverfügungen mit Wirkung zum 01.09.2009 ging eine jahrelange Diskussion voraus. Es wurden Fragen der Reichweite ebenso kontrovers diskutiert wie Fragen zu Form, Gültigkeitsdauer oder Erforderlichkeit einer ärztlichen Beratung. Zur jetzt gültigen Rechtslage haben auch einige Entscheidungen des Bundesgerichtshofes geführt, in denen die Richter das Selbstbestimmungsrecht gestärkt haben. Vor der Verabschiedung des Gesetzes waren diese Entscheidungen nicht ausreichend bekannt und die Interpretation der Entscheidungen wurde unterschiedlich vorgenommen. Dazu hat die Verabschiedung des Gesetzes nun Klarheit geschaffen.

Solange Patienten einwilligungsfähig sind entscheiden sie selbst. Einwilligungsfähigkeit ist nicht mit Geschäftsfähigkeit deckungsgleich. Einwilligungsfähigkeit liegt vor, wenn Menschen nach ihrer geistigen und sittlichen Reife die Bedeutung und Tragweite des Eingriffs und der Einwilligung zu ihm erfassen können. Das ist in der konkreten Situation zu bestimmen und nicht von einer Diagnose abhängig. Einwilligungsunfähig ist derjenige, der wegen Unreife, Krankheit oder geistiger Behinderung nicht imstande ist, entscheidungsrelevante Sachverhalte, Folgen und Risiken medizinischer Maßnahmen zu verstehen, zu seiner persönlichen Lage in Beziehung zu setzen, das Für und Wider im Lichte seiner Werthaltung zu bewerten und daraus eine Willensentscheidung abzuleiten.

Für die Situation der fehlenden Entscheidungsmöglichkeit durch Einwilligungsunfähigkeit kann ein Patient Vorsorge treffen. Mit einer →Vorsorgevollmacht kann jeder geschäftsfähige volljährige Mensch vorausschauend für den Fall der eventuell später eintretenden Betreuungsbedürftigkeit eine Person des Vertrauens mit einer Vorsorgevollmacht zur Wahrnehmung einzelner oder aller Angelegenheiten ermächtigen. Als Vollmacht wird die durch Rechtsgeschäft einer anderen Person erteilte Vertretungsmacht bezeichnet.

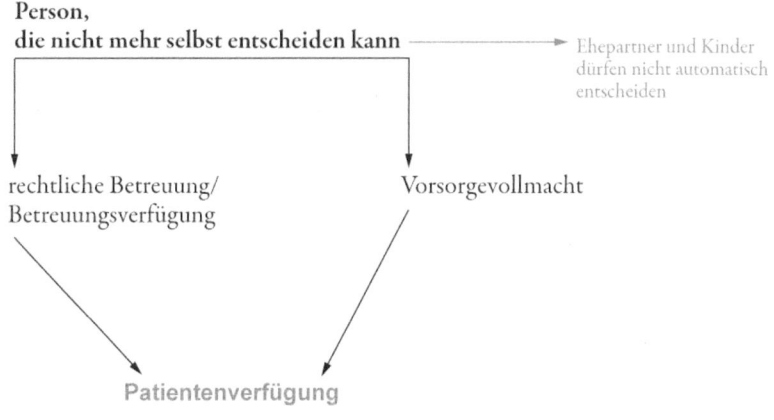

Abgrenzung der Vorsorgemöglichkeiten

Eine erteilte Vorsorgevollmacht hat Vorrang gegenüber der Bestellung eines rechtlichen Betreuers, auf dessen Bestellung durch den Betreuungsrichter des Betreuungsgerichts (vormals Vormundschaftsgericht) mit einer Betreuungsverfügung Einfluss genommen werden kann. Mit einer Betreuungsverfügung kann eine Person vorgeschlagen werden, die im Bedarfsfall vom Betreuungsgericht zum Betreuer bestellt wird.

Eine Patientenverfügung ist ein schriftliches Dokument eines einwilligungsfähigen Volljährigen, mit dem er festlegt, ob er in bestimmte, noch nicht unmittelbar bevorstehende Untersuchungen seines Gesundheitszustandes, Heilbehandlungen oder ärztliche Eingriffe einwilligt oder sie untersagt (§ 1901a Abs. 1 Satz 1). Für die zeitkritische Notfallsituation sind als Entscheidungshilfe für den Notarzt Notfallbögen entwickelt worden, die Auskunft über den Patientenwillen zur Reanimation geben.

Die gesetzliche Regelung zu Patientenverfügungen sieht die Beteiligung des Stellvertreters als Entscheidungspartner des behandelnden Arztes vor. Dies heißt jedoch nicht, dass es zur Umsetzung des Patientenwillens zwingend eines Betreuers bedarf, wenn ein Bevollmächtigter nicht beauftragt wurde. Das Warten auf die erfolgte Bestellung eines rechtlichen Betreuers darf eine Befolgung des Patientenwillens nicht blockieren. In diesem „betreuerfreien Intervall" ist der behandelnde Arzt der Entscheidungsträger, der den Patientenwillen umsetzt.

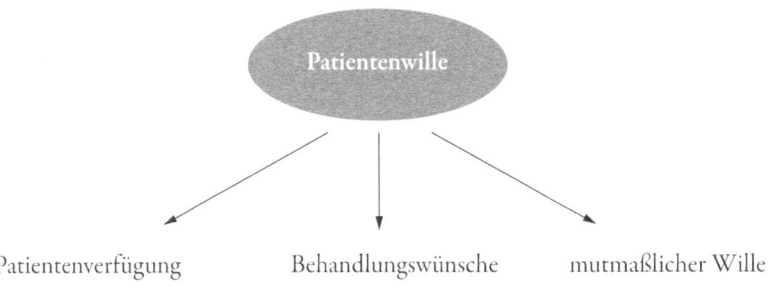

Formen des Patientenwillens gem. § 1901a BGB

Bei der Ermittlung des Patientenwillens muss der Stellvertreter (Bevollmächtigte oder Betreuer) überprüfen, ob die bestehende Patientenverfügung auf die aktuelle Lebens- und Behandlungssituation passgenau zutrifft und eine Willensänderung nicht erkennbar ist (§ 1901a Abs. 1 BGB). Bei der Feststellung des Patientenwillens hat der Stellvertreter nahen Angehörigen und sonstigen Vertrauenspersonen Gelegenheit zur Äußerung zu geben. Zu den hier gemeinten Vertrauenspersonen gehören insbesondere Pflegende, die berücksichtigt werden müssen und auch ungefragt ihrer Meinung zum Patientenwillen dem Bevollmächtigten oder rechtlichen Betreuer mitteilen dürfen und sollen.

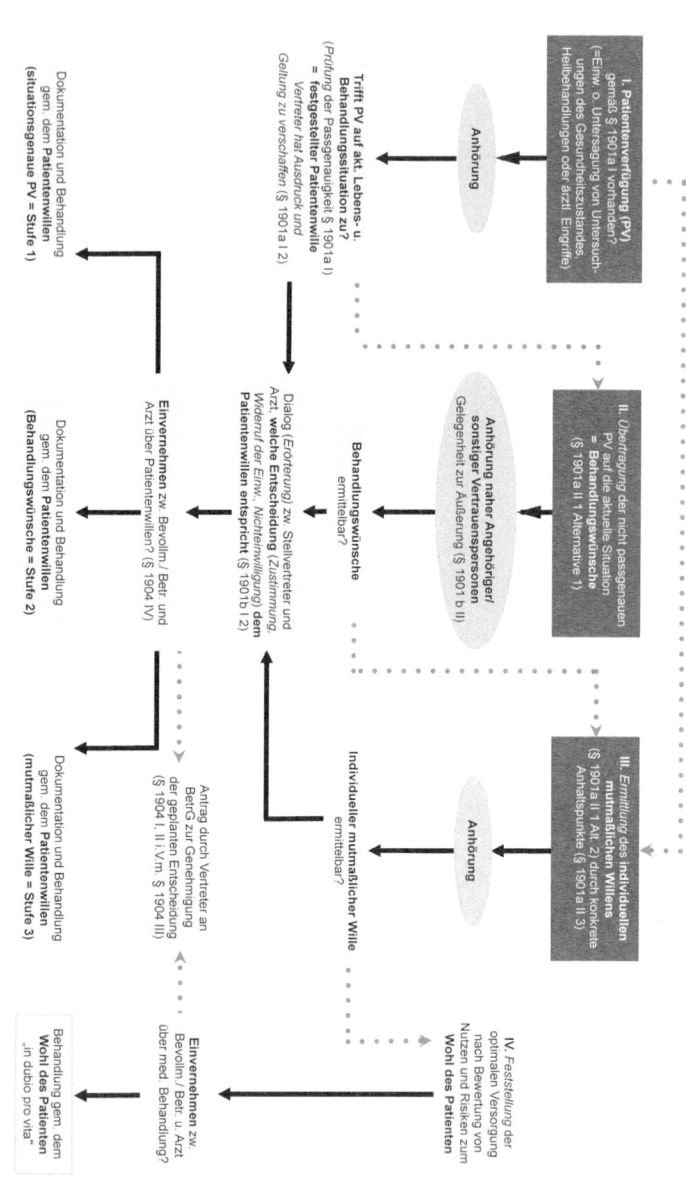

I. Patientenverfügung (PV) gemäß § 1901a I vorhanden?
(= Einw. o. Untersagung von Untersuchungen des Gesundheitszustandes, Heilbehandlungen oder ärztl. Eingriffe)

Anhörung

Trifft PV auf akt. Lebens- u. Behandlungssituation zu?
(Prüfung der Passgenauigkeit § 1901a I)
= **festgestellter Patientenwille**
Vertreter hat Ausdruck und
Geltung zu verschaffen (§ 1901a I 2)

Dokumentation und Behandlung gem. dem **Patientenwillen** (**situationsgenaue PV = Stufe 1**)

II. *Übertragung der nicht passgenauen PV auf die aktuelle Situation* = **Behandlungswünsche** (§ 1901a I 1 Alternative 1)

Anhörung naher Angehöriger/ sonstiger Vertrauenspersonen Gelegenheit zur Äußerung (§ 1901b II)

Behandlungswünsche ermittelbar?

Dialog (Erörterung) zw. Stellvertreter und Arzt, **welche Entscheidung** (Zustimmung, Widerruf der Einw.; Nichteinwilligung) dem **Patientenwillen entspricht** (§ 1901b I 2)

Dokumentation und Behandlung gem. dem **Patientenwillen** (**Behandlungswünsche = Stufe 2**)

Einvernehmen zw. Bevollm./ Betr. und Arzt über Patientenwillen? (§ 1904 IV)

III. Ermittlung des individuellen mutmaßlichen Willens (§ 1901a I 1 Alt. 2) durch konkrete Anhaltspunkte (§ 1901a II 3)

Anhörung

Individueller mutmaßlicher Wille ermittelbar?

Antrag durch Vertreter an BetrG zur Genehmigung der geplanten Entscheidung (§ 1904 I, II i.V.m. § 1904 III)

Dokumentation und Behandlung gem. dem **Patientenwillen** (**mutmaßlicher Wille = Stufe 3**)

Einvernehmen zw. Bevollm./ Betr. u. Arzt über Patientenwillen?

IV. *Feststellung der optimalen Versorgung nach Bewertung von Nutzen und Risiken zum* **Wohl des Patienten**

Einvernehmen zw. Bevollm./ Betr. u. Arzt über med. Behandlung?

Behandlung gem. dem **Wohl des Patienten** „in dubio pro vita"

→ Ja, kann ermittelt werden, bzw. so geht es dann weiter
⇢ kann nicht ermittelt werden

Orientierung zur Durchsetzung des individuellen Patientenwillens (ODIP), © Dr. May, 2011

Sollte die vorhandene Patientenverfügung für die aktuelle Frage keine detaillierte Regelung vorsehen, so muss die Patientenverfügung auf die jetzt eingetretene Behandlungssituation übertragen werden. Der Gesetzgeber nennt das Ergebnis „Behandlungswünsche" (§ 1901a Abs. 2 Satz 1 Fall 1 BGB).

Für den Fall, dass eine Patientenverfügung zur Ermittlung des Patientenwillens nicht vorliegt, muss der Stellvertreter den mutmaßlichen Willen ermitteln (§ 1901a Abs. 2 Satz 2 BGB). Dieser ist anhand konkreter Anhaltspunkte zu ermitteln. Dazu nennt das Gesetz in § 1901a Absatz 2 Satz 3 BGB folgende Punkte:

- frühere mündliche oder schriftliche Äußerungen
- ethische oder religiöse Überzeugungen
- sonstige persönliche Wertvorstellungen des Patienten

Dieser Katalog ist nicht abschließend formuliert, sondern als Überblick und Anregung für den Bevollmächtigten oder rechtlichen Betreuer, mit welchen Personen dieser über welche Dinge sprechen sollte. Somit ist der mutmaßliche Wille anhand von individuellen, personenbezogenen Informationen zu ermitteln.

Nach der Ermittlung des Patientenwillens erörtern der behandelnde Arzt und der Stellvertreter miteinander in einem direkten Gespräch, welche Behandlungsoption dem Patientenwillen entspricht. Wenn beide zu einer einheitlichen Bewertung kommen ist auch bei risikoreichen Maßnahmen oder weitreichenden Folgen für den Patienten das Betreuungsgericht nicht einzuschalten.

Das Betreuungsgericht ist somit nur im Konfliktfall zu beteiligen, wenn der behandelnde Arzt eine Behandlungsoption für dringend geboten sieht und der Stellvertreter dies mit Verweis auf den gegenteiligen Patientenwillen ablehnt. In diesem Konfliktfall überprüft das Betreuungsgericht die Ermittlung des Patientenwillens und die geplante Entscheidung des Stellvertreters.

Patientenverfügungen können für jedes Krankheitsstadium erstellt werden. Eine erneute Bestätigung ist ebenso wenig erforderlich wie eine ärztliche Beratung. Da sich Patientenverfügungen auch auf die Phase der Demenz beziehen können, empfiehlt sich die Beratung einer qualifizierten Beratungsstelle bei der Erstellung. Für Pflegeeinrichtungen oder -dienste ist es in hohem Maße sinnvoll, die Inhalte einer vorgelegten Patientenverfügung zu kennen, um deren Verbindlichkeit und Validität zu überprüfen und zu ermitteln, ob Pflegende mit der Umsetzung der Patientenverfügung einen Konflikt mit der Wertorientierung der Einrichtung oder ein individuelles psychologisches Problem bekommen werden. Pflegende sollten auf die Erstellung eines Krisenplans drängen, damit das Verhalten in der Krise festgelegt ist.

Es ist zweifelsfrei sinnvoller, die Patientenwünsche und eventuelle Änderungen oder Präzisierungen der Patientenverfügung mit dem Patienten direkt zu besprechen, als in der Krankheitssituation mit dem Stellvertreter des Patienten über die Patientenwünsche zu sprechen.

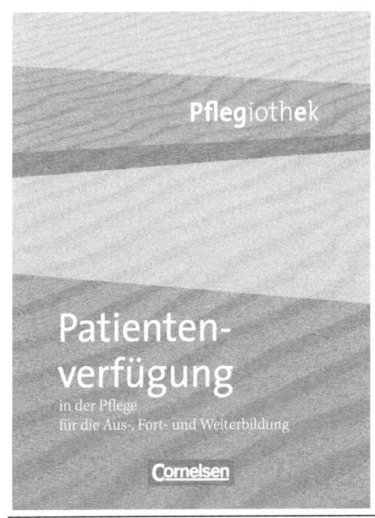

Irmgard Hofmann: Patientenverfügung in der
- Pflege. Cornelsen, Berlin 2011

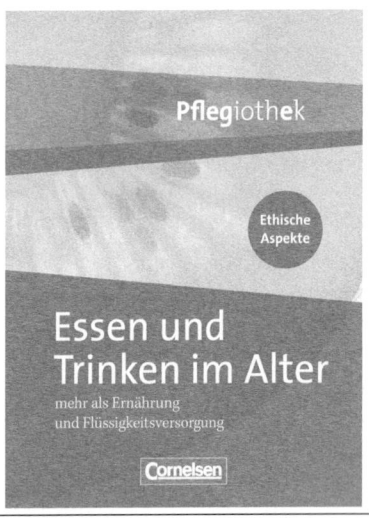

AG Pflege und Ethik (Hg.): Essen und
Trinken im Alter – mehr als Ernährung und
Flüssigkeitsversorgung. Cornelsen, Berlin 2010

4.1.6 Das Altenpflegeheim als Ort ethischer Fragen

Unterschiedliche und gemeinsame ethische Herausforderungen in Klinik und Altenpflegeeinrichtung

Die bisher angeschnittenen allgemeinen Konfliktfelder der klinischen (und nichtklinischen) Ethik finden sich auch in der stationären Altenpflege bzw. Altenhilfe wieder. Bei weitem nicht alle Patienten sind Heimbewohner, aber nahezu alle Heimbewohner werden früher oder später Patienten. Vor diesem Hintergrund wird klar, dass fast alle ethischen Fragestellungen, die in Kliniken auftreten, auf die eine oder andere Weise auch in Altenpflegeeinrichtungen auftreten können. Oft werden dort ethische Entscheidungen getroffen, in deren Folge Bewohner in Kliniken eingewiesen werden, wo weitere ethische Entscheidungssituationen folgen.

In den Kliniken wiederum werden mitunter Entscheidungen gefällt, die aus Patienten Heimbewohner machen. Aus der Perspektive des Klinikpersonals gibt es ein aktuelles Problem, das kurz- oder mittelfristig gelöst werden kann, dessen Lösung aber auch langfristige Folgen hat, die erst im Pflegeheim sichtbar werden. Insofern ist die scheinbar klare methodische Trennung zwischen Heim und Klinik letztlich nicht aufrechtzuhalten. Die Fragen der Therapiebegrenzung und Sterbehilfe treten im Altenpflegeheim genauso auf, auch wenn die Therapiebegrenzung dort oft nicht durchgeführt wird.

Eine der häufigsten Therapiebegrenzungen ist der Verzicht der künstlichen Ernährung durch eine PEG-Sonde. Dieses Problem ergibt sich insbesondere im Spannungsfeld zwischen Pflegeheim und Klinik. Denn oft sind es Menschen, die seit Jahren in Pflegeheimen leben, die im Laufe einer demenziellen Veränderung zu irgendeinem Zeitpunkt chronisch unterernährt oder dehydriert sind, woraus sich eine fragliche Indikation zur Anlage einer PEG-Sonde ergibt. Oder es sind Menschen, die sich auf Grund einer Hirnblutung oder eines Schlaganfalls dauerhaft in einem Zustand befinden, der ggf. eine künstliche Ernährung notwendig macht.

Solche Patienten werden oft nach einer entsprechenden Anschlussheilbehandlung in Pflegeheime verlegt. Das heißt also, die Frage nach der dauerhaften künstlichen Ernährung ist praktisch untrennbar mit dem Pflegeheim verbunden.

Auch im Altenpflegeheim taucht häufig das Problem der Indikation [→Kap. 4.1.1] auf, etwa wenn fraglich ist, ob eine medizinischen Maßnahme, eine Krankenhauseinweisung oder gar eine Reanimation noch zum Guten eines Bewohners ist oder ob sie nur zur Verlängerung eines Leidenswegs oder des Sterbeprozesses führt, und im Hinblick auf den Bewohnerwillen, etwa wenn sich dieser nicht feststellen lässt oder wenn er widersprüchlich oder unklar ist [→Kap. 5.2.1].

Der zentrale Unterschied zu einem Klinikaufenthalt liegt jedoch darin, dass das Leben in einer Altenpflegeeinrichtung in den meisten Fällen nicht mit dem Auszug oder der Verlegung, sondern mit dem Tod endet. Für einen Krankenhauspatienten gibt es meist eine Zeit nach dem Klinikaufenthalt. Vor diesem Hintergrund relativieren sich die Einschränkungen, die er ggf. im Hinblick auf seine Autonomie, seine Freizügigkeit oder Privatheit hinnehmen muss.

Die gleichen Einschränkungen gelten auch für Bewohner von Altenpflegeeinrichtungen. Sie werden aber nicht durch den vorübergehenden Charakter des Aufenthaltes relativiert. Im Gegenteil: Sie verstärken sich im Laufe der Zeit, da die eigenen Fähigkeiten der Menschen weiter abnehmen, sodass der Bewohner mehr und mehr Einschränkungen hin- und Hilfestellungen annehmen muss. Genau hier liegen die besonderen ethischen Herausforderungen einer Altenpflegeeinrichtung.

Autonomie und Abhängigkeit der Bewohner von Altenpflegeeinrichtungen

Das Leben der Bewohner findet innerhalb der Grenzen einer Institution statt, im Spannungsverhältnis zwischen Fürsorge und Reglementierung auf der einen und Autonomie, Privatheit und Freizügigkeit auf der anderen Seite. Aus dem Fürsorgeprinzip folgt die Verpflichtung der Einrichtung, medizinisch-pflegerische Handlungen nach bestem Wissen und Gewissen durchzuführen. Diese Verpflichtung wird wie in der Klinik durch das Prinzip der Autonomie bzw. vom Recht auf Selbstbestimmung begrenzt.

Gleiches gilt für die über die Pflege hinausgehenden Maßnahmen (Unterhaltung, Beschäftigung, Geselligkeit etc.). Hinzu kommen Reglementierungen, die aus funktional-organisatorischen oder aus ökonomischen Gründen notwendig werden. Zwar gehört es mittlerweile zum Standard einer Pflegeeinrichtung, dass sie die Freizügigkeit, die Selbstbestimmung und die Privatheit fördern, schützen und unterstützen will, so liegt es doch aber in der Natur des hohen Alters, dass die Fähigkeit der Bewohner, sich frei zu bewegen, die Selbstbestimmung auszuüben und die Privatheit zu gestalten, nachlässt.

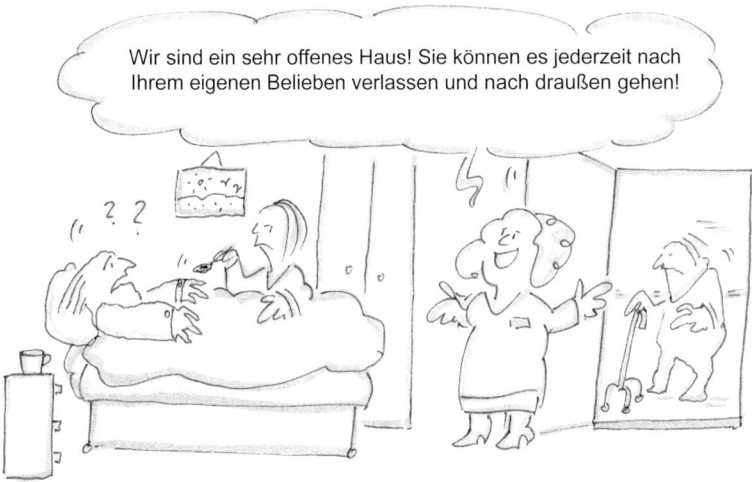

In dem Maße aber, in dem die Bewohner ihre Fähigkeiten verlieren, ist die Institution gezwungen, das Leben der Bewohner zu regulieren und zu organisieren. Damit dringt die Institution immer mehr in Bereiche des Lebens ein, die ansonsten unzugänglich sind. Diese Problematik ist unvermeidlich. Umso wichtiger ist die Sensibilität der Mitarbeiter für die tägliche und unumgängliche „Verletzung" der Privatsphäre.

Plakativ könnte man sagen: Es sind nicht die Bewohner, die im Arbeitsfeld von Altenpflegern leben, sondern es sind die Altenpfleger, die im Lebensraum arbeiten. In der Praxis ist die mit dieser Aussage verbundene Forderung grundsätzlich uneinlösbar. Dennoch muss jede professionelle Handlung einem pflegerischen Sinn gerecht werden und nicht einem rein funktional-organisatorischen. Zudem muss sie mit dem Willen und den Präferenzen des Bewohners in Einklang zu bringen sein.

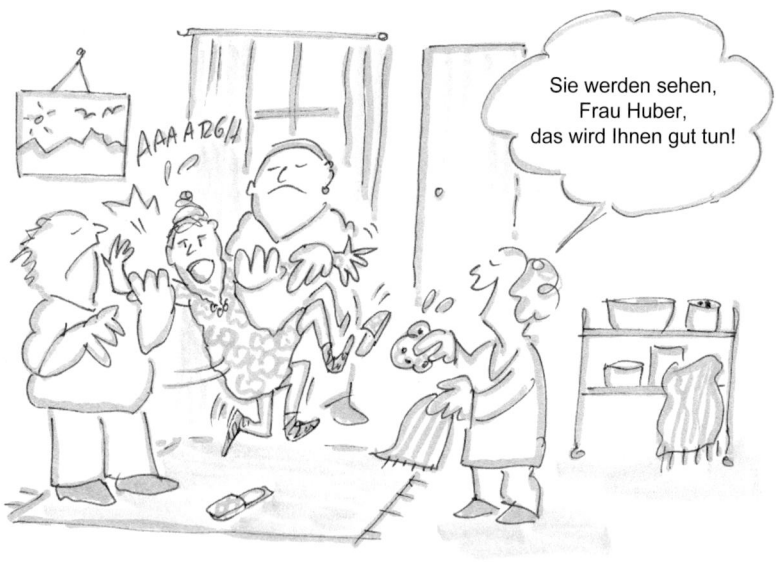

Was bedeutet das nun konkret? Oft geht es um Fragen der „Compliance", welche im konkreten Einzelfall bearbeitet werden müssen. An dieser Stelle sei auf typische Fragestellungen hingewiesen:

- Darf ein Bewohner trotz Diabetes mellitus Torte in großer Menge essen?
- Darf er die Einnahme seiner Medikamente „vergessen"?
- Darf er die Grundpflege „verweigern", auch wenn er dadurch gesundheitliche Risiken eingeht?
- Was ist, wenn durch die eigene körperliche Vernachlässigung Mitbewohner belästigt werden?
- Wann ist die Institution verpflichtet einzuschreiten?
  Eng verbunden damit sind die Fragen des Lebensstils: Dürfen Bewohner in ihrem Zimmer rauchen?
- Wie viel Alkohol dürfen sie trinken?
- Dürfen sie sexuelle Beziehungen eingehen, auch dann noch, wenn sie demenziell erkrankt sind und ggf. gesellschaftliche Konventionen verletzen?
- Welche Kontrollfunktion hat die Institution? Dürfen Bewohner risikoreiche, weil unbeaufsichtigte Ausflüge unternehmen?
- Was ist, wenn Bewohner keine nächtlichen Kontrollgänge akzeptieren?

All diese Fragen müssen kontextsensibel erörtert und pragmatisch gelöst werden. Grundsätzlich gilt: Der Schutz der Privatheit, Freizügigkeit und Autonomie geht vor.

In dieser Dimension liegt das eigentliche ethische Spezifikum der stationären Altenpflege, das allzu oft von den plastischen, medizinethischen Fragestellungen der Therapiebegrenzung und Sterbehilfe verdeckt wird.

4.2 Spezielle Konfliktfelder

In den Lebenswissenschaften stellen sich zahlreiche Fragen des Einsatzes von technischen Verfahren und der Konsequenzen von Diagnosemöglichkeiten. Die nachfolgend exemplarisch gestellten Fragen sollen die Diskussionspunkte und unterschiedlichen Positionen andeuten ohne an dieser Stelle eine erschöpfende Antwort geben zu können.

4.2.1 Lebensanfang

Am Lebensanfang ist der Umgang mit der befruchteten Eizelle klärungsbedürftig. Je nach Antwort ab wann menschliches Leben beginnt und damit schützenswert ist, kommen mehr oder weniger Handlungsoptionen infrage. Mit Stammzellen und deren Eigenschaft der Selbsterneuerung und Differenzierung in unterschiedliche Zelltypen wird die Hoffnung auf neue Behandlungsformen verbunden, da durch Stammzellen bei erworbenen Erkrankungen, bei durch Unfällen zerstörtem Gewebe und bei angeborenen, genetisch bedingten Erkrankungen ein Ersatz von Herzmuskelzellen, pankreatischen Inselzellen, Leberzellen, neuronalen, Retina-Zellen, Skelettmuskelzellen möglich wäre. Wiegt die Hoffnung auf Behandlungsoptionen schwerer als die Schutzpflicht ungeborenen menschlichen Leben in seinen frühesten Formen?

Die Möglichkeit der vorgeburtlichen Diagnostik und Behandlung führt zu Fragen des Umgangs mit Erkenntnissen, wenn sich potenzielle Eltern nach der Feststellung einer genetischen Abweichung gegen die Fortsetzung der Schwangerschaft oder gegen die Implantation entscheiden. Das tradierte Bild der Elternschaft gerät durch die technischen Möglichkeiten ins Wanken.

Soll es erlaubt sein, dass zwei Menschen ein Kind als ihr Kind annehmen zu dem keine genetische Übereinstimmung besteht nachdem es durch Eizellen- und Samenspende und bestandener Präimplantationsdiagnostik mithilfe einer Leihmutter auf die Welt kam? Ist es verwerflich, wenn Eltern für ihre Kinder die besten genetischen Voraussetzungen und einen optimalen Start ins Leben wünschen?

Die Unverfügbarkeit von embryonalem Leben ab der Befruchtung oder dem Ende der Individuierung wird meist mit dem Schutz menschlichen Lebens als Gottes Schöpfung verknüpft. Andere Entwicklungsstufen und -phasen wurden mit der Einnistung, der Analogie von gesellschaftlich festgelegtem Hirntod als Tod des Menschen und Hirnleben durch Synapsenverbindung (Hans-Martin Sass) oder der Ausbildung der Empfindungsfähigkeit bis hin zu Selbstbewusstsein oder der Geburt beschrieben.

Bei der Frage nach der Würde von Embryonen stehen vier Aspekte im Vordergrund, die als SKIP-Argumente bezeichnet werden. SKIP steht für Spezies, Kontinuum, Identität und Potenzialität. Aus der Sicht der Befürworter eines konsequenten Embryonenschutzes heißt dies: Embryonen haben Würde, weil sie der Spezies Mensch angehören, weil die Entwicklung zum Kind und zum Erwachsenen eine kontinuierliche ist, weil ein Embryo mit dem Erwachsenen, der aus ihm wird, identisch ist und weil ein Embryo das Potenzial hat, ein erwachsener Mensch zu werden.

Zu jedem dieser Argumente gibt es mittlerweile Gegenpositionen und umfangreiche Literatur. Angemahnt wird in der Diskussion eine Konsistenz der Regelungen. Denn gegenwärtig sind die Regelungen zum Schutz des vorgeburtlichen Lebens außerhalb des Mutterleibes einerseits und zur Praxis des Schwangerschaftsabbruchs andererseits ungleich streng.

4.2.2 Künstliche Befruchtung

Die extrakorporale Befruchtung oder In-vitro-Fertilisation (IvF) ermöglicht insbesondere durch die Anwendung der intracytoplasmatischen Spermieninjektion (ICSI) Paaren die Erfüllung ihres bisher unerfüllten Kinderwunsches. Dadurch entstehen aber auch Möglichkeiten der Selektion. Die „Gestaltbarkeit" der Nachkommenschaft ist damit in erweiterten Konstellationen möglich.

Eine extrakorporale künstliche Befruchtung kann mit einer Fremdsamenspende unter Zuhilfenahme einer Leihmutter vorgenommen werden. Einschränkungen der vielfältigen technischen Möglichkeiten sind durch das Embryonenschutzgesetz (ESchG) und die normativen Vorgaben der Bundesärztekammer gegeben. In der gesetzlichen Regelung wurde zwischen dem Schutz des ungeborenen Lebens und dem Kinderwunsch des kinderlosen Paares abgewogen. Eine Entscheidung gegen die Übertragung der befruchteten Eizelle in die Gebärmutter auf Grund eines genetischen Risikos wird als freiwillige Eugenik angesehen. Das Embryonenschutzgesetz erlaubt ausschließlich eine auf gesundheitliche Hypotheken ungeprüfte oder „blinde" Übertragung.

4.2.3 Präimplantationsdiagnostik

Die sog. prädiktive (also „vorhersehende") Genetik untersucht, ob das Risiko einer genetisch bedingten Krankheit vorliegt. Erfolgt die genetische Untersuchung nach einer extrakorporalen künstlichen Befruchtung, werden die Eltern in Entscheidungszwang gesetzt, ob die befruchtete Eizelle der werdenden Mutter übertragen oder „verworfen" wird. Bei der Präimplantationsdiagnostik (PID) wird die Untersuchung auf ein genetisches Risiko außerhalb des Mutterleibs *vor* der geplanten Einpflanzung vorgenommen.

Im Vorfeld der Gesetzesentscheidung im Jahr 2011 wurde diskutiert, ob die PID an ein bestehendes genetisches Risiko der Eltern gebunden sein soll oder nicht. Die Abgeordneten standen vor der komplexen Frage der Bewertung einer Technologie, die mit dem Embryonenschutzgesetz bisher verboten war. Paaren mit einem unerfüllten Kinderwunsch sollte einerseits eine Hilfestellung gegeben werden, ohne andererseits eine gesellschaftliche Signalwirkung der qualitätsgesicherten „Optimierung" von Erbgut zu geben. Der Vorwurf des „Designer-Babys" stand im Raum.

Die Pränataldiagnostik bei einer Schwangerschaft ist längst Standard und deren Erkenntnisse konnten auch bisher schon den Ausschlag zu einer Abtreibung geben. Doch mit der PID steht bereits die Entscheidung an, ob die außerhalb des Mutterleibs befruchtete Eizelle überhaupt eingepflanzt werden soll. Es wird befürchtet, dass die Entscheidung schneller oder leichtfertiger gegen die Einpflanzung ausfällt, da die emotionale Bindung noch nicht so eng ist.

Was für die einen die Entlastung der Eltern durch die Möglichkeit der Entscheidung über ein genetisches Risiko ohne die emotional belastende Situation der Abtreibung ist, ist für andere Menschen die Selektion „lebensunwerten Lebens" in der „Petrischale". Der rechtliche Kompromiss zur Abtreibung kann über die äußerst unterschiedlichen moralischen Positionen nicht hinwegtäuschen.

Die derzeit gültige Regelung des § 218 StGB ermöglicht Spätabtreibungen zu einem Zeitpunkt, zu dem Frühgeborene bereits lebensfähig sind und intensivmedizinisch behandelt werden. Eine Belastung der Mutter durch die Weiterführung der Schwangerschaft festzustellen kann nur individuell gelingen. Der moralische Status des ungeborenen Lebens wird unterschiedlich wahrgenommen.

4.2.4 Gentests

Eine andere Form der prädiktiven Diagnostik sind Gentests bei Kindern oder Erwachsenen. Durch genetische Untersuchungen lassen sich bestimmte Erkrankungen mit Wahrscheinlichkeiten voraussehen. Daraus resultiert die Problematik, wie man mit unsicherem Wissen umgehen soll, da dies ggf. negativen Einfluss auf die Lebensqualität der Betroffenen hat. Die Kenntnis eines spezifischen Risikos kann den Merkmalsträger zu einer bewussten, risikominimierenden Lebensweise motivieren. Eine Diskriminierung muss jedoch verhindert werden. Denn auch Arbeitgeber und Versicherungen könnten an den Ergebnissen von Gentests Interesse haben, um Risiken im Vorfeld des Abschlusses eines Arbeitsvertrages zu bewerten oder eine Versicherung ggf. mit einem Risikozuschlag abzuschließen. An dieser Stelle muss das Prinzip des Nichtwissens diskutiert werden, da kein Mensch zur Feststellung einer Krankheitsdisposition gezwungen werden kann.

4.2.5 Enhancement

Unter dem Stichwort *Enhancement* (engl. = Verbesserung, Erhöhung) werden Möglichkeiten der Verbesserung von kognitiven und emotionalen Fähigkeiten mit Hilfe von Medikamenten oder Neurotechnologien diskutiert. Für Patienten sind Medikamente oder technische Therapiemöglichkeiten eine Option zur Behandlung ihrer Symptome. Mögliche Nebenwirkungen können jedoch zu einer Änderung der Persönlichkeitsstruktur führen.

Aufmerksamkeitssteigernde Medikamente können auch von Menschen eingenommen werden, die solche Symptome, für die das Medikament geplant war und eingesetzt wird, gar nicht haben. Dies kann eine Verbesserung der Leistungsfähigkeit zur Folge haben, was die Frage der Fairness hervorruft. Im Bereich des Sports wird dafür der Begriff des Dopings verwendet. Befürworter von Enhancement wenden ein, dass am Beispiel der Leistungssteigerung eine Reihe von gesellschaftlich akzeptierten Substanzen (z.B. Kaffee) zur Verfügung stehen und jeder Mensch selbst für die Risikoabschätzung verantwortlich ist.

Am Beispiel des Enhancements lässt sich zeigen, dass im Bereich der Ethik in den Lebenswissenschaften der Begriff der Normalität und damit auch der Krankheitsbegriff herausgefordert werden. Ein weiterer relevanter Bereich sind Operationen, die aus rein ästhetischen Gründen stattfinden sollen und keine Funktionsverbesserung oder ähnliche andere Ziele verfolgen. In diesen Fällen wird der Patient zum Kunden, der eine Dienstleistung wünscht. Ob die Erbringung der Dienstleistung vom Arzt erfolgt, liegt in seinem persönlichen Ermessen, und nach dem Prinzip des Nichtschadens kann ein Arzt die Erbringung der Leistung verweigern.

Im Bereich der Ethik in den Lebenswissenschaften geht es um die Bewertung von Technologien und um einen gesellschaftlichen Diskurs um deren Zulassung oder Verbot. Das sog. „Dammbruchargument" wird oft dann angeführt, wenn in Deutschland Technologien nicht eingesetzt werden dürfen, die im Ausland erlaubt sind. In solchen Fällen wird gefragt, ob die Praxis in diesen Ländern unverantwortlich oder unmoralisch sei.

Eine Ungleichbehandlung und die Verwehrung eines Wunsches können gut begründet sein, denn ein geäußerter Wunsch setzt zur Erfüllung die Bereitschaft des Gesprächspartners voraus. Wenn dieser medizinische Experte den Wunsch nach seinen persönlichen Wertvorstellungen nicht zu erfüllen bereit ist, so kann man ihn nicht zwingen.

Die Verweigerung einer möglichen Maßnahme steht nicht unter dem Vorbehalt der Akzeptanz dieses Wunsches durch Ärzte oder Pflegende. Konkret hat dies der Bundesgerichtshof bestätigt als er feststellte, dass die Gewissensfreiheit des Pflegepersonals für sich genommen die Fortsetzung einer künstlichen Ernährung nicht rechtfertigt. Somit ist die Verbindung zum Prinzip der Patientenselbstbestimmung hergestellt. Jeder Patient oder Bewohner darf eine medizinisch indizierte Maßnahme ablehnen.

5 Ethik in der Gesundheitsversorgung

5.1 Klinisches Ethik-Komitee (KEK)

→Klinische Ethik-Komitees (KEKs) sind seit längerer Zeit etablierte, wenn auch noch nicht voll entfaltete Bestandteile des Krankenhauswesens. Ein erheblicher Anteil der Krankenhäuser verfügt über ein entsprechendes Komitee. Bis auf einzelne Ausnahmen haben die Universitätskliniken in Deutschland Strukturen der Ethikberatung eingerichtet. Auch wenn der Prozess der flächendeckenden Implementierung längst noch nicht vollendet ist, kann man sagen, dass es sich um eine bedeutsame Entwicklung der Krankenhausversorgung handelt.

(Forschungs-)Ethikkommissionen sind hingegen für Anträge auf Forschung am Menschen und epidemiologische Forschung mit personenbezogenen Daten zuständig und überprüfen Forschungsvorhaben ethisch und rechtlich. Eine Forschungsethikkommission trifft verbindliche Entscheidungen für die Forschungsvorhaben nach dem Arzneimittelgesetz (AMG) oder Medizinproduktegesetz (MPG). Ohne deren Zustimmung darf das Forschungsvorhaben nicht realisiert werden.

5.1.1 Entstehung und Zusammensetzung

Die historischen Wurzeln der →KEKs liegen in der Anfangszeit der Dialyse, zu Beginn der 1960er Jahre. Damals gab es deutlich weniger Dialyseplätze als notwendig. Schnell wurde klar, dass die Frage nach der Auswahl der Patienten, die in den Genuss der neuartigen Therapie kommen sollten, keine rein medizinische Frage war. Im Jahr 1962 wurde an der Universitätsklinik von Seattle ein *„advisory commitee"* gegründet, um dem moralischen Problem der Mangelverwaltung Rechnung zu tragen.

Im Jahr 1976 gab es in New Jersey den Fall einer jungen Frau, die nach einem Verkehrsunfall mit einem schweren Schädel-Hirn-Trauma monatelang beatmet und künstlich ernährt im Koma lag. Die Eltern ersuchten die Gerichte, die lebenserhaltende Maßnahme der künstlichen Beatmung einzustellen, um ihrer Tochter ein würdevolles Sterben zu ermöglichen. Der Oberste Gerichtshof bestätigte grundsätzlich die Möglichkeit einer solchen →Therapiebegrenzung, verlangte jedoch zuvor das Votum eines „Krankenhaus-Prognose-Komitees". Daraus entstand die Initiative zur Gründung eines „*Health-Care-Ethics-Commitee*". In der Folgezeit wurde die Idee auch in anderen Einrichtungen aufgenommen.

Aus diesen Frühformen der →klinischen Ethikberatung entwickelte sich eine moderne krankenhausinterne Dienstleitung. Heute bietet in den USA praktisch jedes größere Haus die Möglichkeit, professionelle Ethikberatung in Anspruch zu nehmen.

In Deutschland begann die Entwicklung mit einigen Jahren Zeitverzögerung. Meilensteine waren hier zunächst die Gründung des Zentrums für Medizinische Ethik in Bochum im Jahr 1986. Ebenfalls im Jahr 1986 wurde die Akademie für Ethik in der Medizin (AEM) gegründet [→Kap. 3.3].

Im Jahr 1996 wurde am Freiburger Universitätsklinikum das Zentrum für Ethik und Recht in der Medizin („ZERM", heute Forum für Ethik und Recht in der Medizin, „FERM") gegründet, dessen Vorgeschichte bis in die späten 1970er Jahre reicht.

Im Jahr 1993 wurde in Deutschland eine schwangere Frau nach einem Verkehrsunfall für „hirntot" [→Hirntod] erklärt. Zu entscheiden war die Frage, ob die bestehende Schwangerschaft fortzuführen sei oder nicht („Erlangener Fall"). Zur Entscheidungsfindung wurde ein Komitee nach dem Vorbild des „Krankenhaus-Prognose-Komitees" gegründet, da es sich primär nicht um eine medizinische, sondern um eine ethische Fragestellung handelte.

Im Jahr 1997 empfahlen der evangelische und katholische Krankenhausverband die Etablierung von Ethikberatung in den Krankenhäusern.

Schließlich folgten die Bundesärztekammer und die Zentrale Ethikkommission (ZEKO) im Jahr 2006 mit einer Empfehlung zur Etablierung von Klinischen Ethik-Komitees als „praxisrelevanter Beitrag zur besseren Versorgung von Patienten".

Die Zusammensetzung Klinischer Ethik-Komitees umfasst nach Möglichkeit Mitarbeiter aller Bereiche einer Klinik. Sie arbeiten meist nach einer Satzung oder Geschäftsordnung. Die Geschäftsführung oder den Vorsitz übernimmt in der Regel ein speziell geschulter Mitarbeiter (Medizinethiker, Klinischer Ethiker). Darüber hinaus sind auch Philosophen, Theologen und Juristen sinnvolle Ergänzungen für ein solches Komitee.

Man kann zwischen Top-down und Bottom-up-Modellen unterscheiden. Top-down-Modelle zeichnen sich dadurch aus, dass überwiegend Mitarbeiter in Leitungsfunktionen (Chefärzte, Pflegedienstleitungen, Abteilungsleiter etc.) in das Ethik-Komitee berufen werden. Das hat den Vorteil, dass das Gremium und seine Empfehlungen von vornherein als relevant wahrgenommen werden. Der Nachteil liegt darin, dass es aus der Perspektive der Mitarbeiter des Hauses ggf. als „abgehoben" oder distanziert erlebt wird, es entsteht möglicherweise sogar eine Scheu, mit Anfragen an das Gremium heranzutreten.

In Bottom-up-Modellen hat das KEK eine gute Anbindung an die Praxisarbeit in den Abteilungen und auf den Stationen, ggf. aber auch das Problem, klinikweit als relevante zentrale Einrichtung wahrgenommen zu werden.

Denkbar sind auch Mischmodelle, d.h. sowohl Mitarbeiter der Basis als auch der Leitungsebene werden in das Gremium berufen, um so die jeweiligen Nachteile abzumildern. Daraus resultiert wiederum die Herausforderung für die Geschäftsführung des KEK, den Mitarbeitern unterschiedlicher hierarchischer Stufen gleiches Gewicht im Diskurs zu verschaffen.

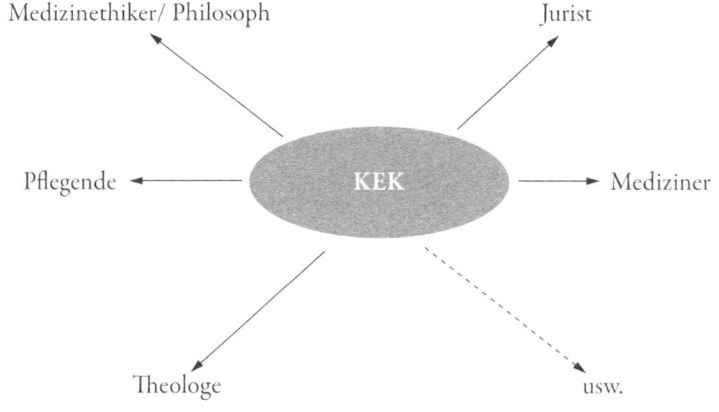

Zusammensetzung eines KEK

Im Allgemeinen haben Ethik-Komitees drei Aufgaben:
- Konzeption und Durchführung von medizin- und pflegeethischen Fortbildungsmaßnahmen [→Kap. 5.1.2]
- Ethikberatung als Ethik-Fallberatung im konkreten Einzelfall auf Station [→Kap. 5.1.3]
- Entwicklung von „Leitlinien" bei häufig wiederkehrenden Problemkonstellationen [→Kap. 5.1.4]

5.1.2 Fortbildungsmaßnahmen

Eine wichtige Aufgabe von Ethik-Komitees sind Fortbildungsmaßnahmen zu ethischen Themen – sowohl für die Mitglieder des Komitees als auch für das Personal. Die Konzeption und Durchführung
kann grundsätzlich im Rahmen der Aus-, Fort- und Weiterbildung
stattfinden oder aber auf speziellen Antrag eines Teams am konkreten
Bedarf orientiert angeboten werden.

So kann z.B. für Mitarbeiter gynäkologischer Abteilungen eine Ver-
anstaltung zum Thema „Ethische Probleme von späten Schwanger-
schaftsabbrüchen" o.ä. angeboten werden, ein Thema, das nur in
einem speziellen Bereich von Bedeutung ist. Wichtig dabei sind die
unmittelbare Praxisnähe und ggf. auch die aktive Einbindung von
Teilnehmern, etwa durch die Formulierung von typischen Fragestellungen oder Problemen. Allgemein bewährt haben sich Fortbildungs-
veranstaltungen mit retrospektiven →ethischen Fallbesprechungen. Es
sind ggf. auch die Möglichkeiten und Grenzen der Ethikberatung zu
thematisieren.

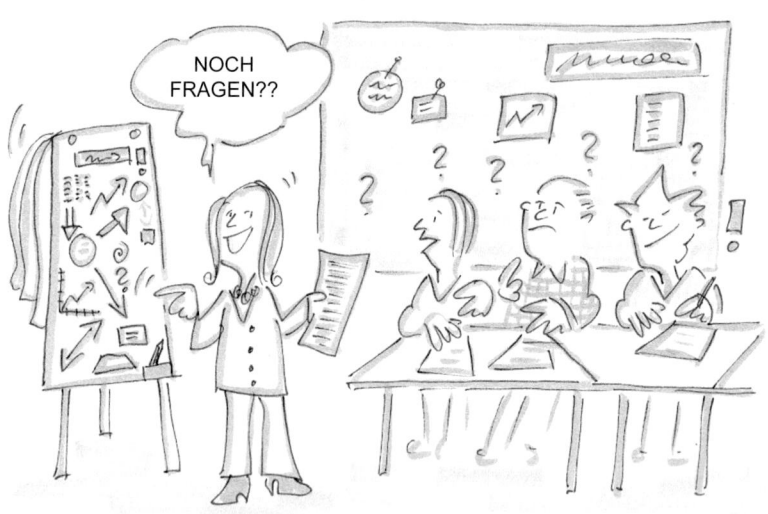

5.1.3 Ethikberatung

Die Ethikberatung ist ein Angebot des Klinischen Ethik-Komitees an Mitarbeiter der Klinik und weiter gefasst an alle von der Krankenversorgung betroffenen Personen, die sich einem ethischen Konflikt ausgesetzt sehen. Ein ethischer Konflikt ist zunächst die Unsicherheit eines Mitarbeiters, ob eine professionelle Handlung im moralischen Sinne richtig oder falsch zu beurteilen ist oder eine Diskrepanz zwischen dem, was ein Mitarbeiter für moralisch geboten hält und dem, was er in seiner Berufspraxis gezwungen ist zu tun, vorliegt.

Beide Formen können auch als *intra*personelle ethische Konflikte bezeichnet werden, da sie sich innerhalb einer einzelnen Person abspielen. *Inter*personell werden ethische Konflikte, wenn sie sich nicht in einer Person, sondern zwischen zwei oder mehreren Personen abspielen. Dabei kann es ebenfalls um eine Entscheidungs- oder Handlungsunsicherheit gehen oder auch um manifeste Konflikte, in denen einzelne Personen oder Gruppen von Personen eine bestimmte Position vertreten und entsprechende Handlungen einfordern, die der Position von anderen Personen widersprechen. In manchen Fällen tritt ein Konflikt in Form eines →Dilemmas auf.

Ziel der Beratung ist nicht die Entscheidung strittiger Fragestellungen durch Dritte, sondern die diskursive Lösung des Konflikts (Auflösung des Dilemmas) mit allen Beteiligten. Angefordert werden Ethikberatungen in der Regel formlos (oder gemäß den Anforderungen der Geschäftsordnung) von den Mitarbeitern der verschiedenen Bereiche und Stationen.

Verschiedene Formen von Fallberatung und -besprechung

Ethikberatung kann auch als **prospektive Ethik-Fallberatung** bezeichnet werden. Prospektiv ist sie, weil die Fallberatung in unmittelbarer Zukunft mit hoher Wahrscheinlichkeit Folgen in der Realität haben wird, etwa wenn ein Patient zum Sterben nach Hause verlegt wird. Das primäre Ziel der prospektiven Fallberatung liegt in eben dieser Wirkung auf einen offenen Entscheidungsprozess, in der Richtigkeit der Entscheidung. Daneben soll sie die beteiligten Akteure auch in der Schwierigkeit der Entscheidung entlasten und hat ganz nebenbei auch einen fortbildenden Effekt.

Eine ähnliche Besprechungsform ist die **präventive Fallberatung**. Hierbei gibt es aber (noch) keinen akuten Entscheidungskonflikt, sondern eine Situation, die in absehbarer Zeit mit hoher Wahrscheinlichkeit in einen Entscheidungskonflikt münden wird. Auch hier liegt das primäre Ziel in der Wirkung auf eine potenzielle Entscheidung. Insofern handelt es sich um eine Form der Ethikberatung. Die (vorweggenommene) Entlastung der Akteure und der Bildungseffekt sind nur zweitrangige Ziele.

Die dritte Besprechungsform ist die **retrospektive Fallbesprechung**. Die retrospektive Fallbesprechung ist keine Ethikberatung im eigentlichen Sinne. Sie dient in erster Linie Bildungs- und Entlastungszwecken, führt in zukünftigen Fällen jedoch potenziell zur Beeinflussung von Entscheidungen.

Besprechungsform	Funktionen/Ziel	Wirkung auf Entscheidungsfindung
retrospektive Fallbesprechung	Lernprozess Entlastung	keine
prospektive Fallberatung	Richtigkeit Entlastung Lernprozess	unmittelbar
präventive Fallberatung	Richtigkeit Entlastung Lernprozess	potenziell

Systematik der ethischen Fallbesprechung (nach Bockenheimer-Lucius/Dansou/Sauer)

Frau Müller ist 67 Jahre alt und kommt wegen einer gutartigen Tumorerkrankung in eine Klinik. Die operative Entfernung des Tumors verläuft ohne Komplikationen, postoperativ erleidet sie jedoch einen Herzinfarkt. In der Folge treten Wundheilungsstörungen mit Abszessbildung auf, die in ein septisches Geschehen münden. Mit maximaler Intensivtherapie stabilisiert ihr Zustand auf niedrigem Niveau. In der Wunde lässt sich ein MRSA nachweisen. In den folgenden Wochen bessert sich der Zustand von Frau Müller nicht.

Bei der täglichen pflegerischen Versorgung haben die Pflegenden ein vages, aber zunehmendes Gefühl, dass die Patientin leidet bzw. sich gegen pflegerische Handlungen sträubt. Sobald die Maßnahmen versuchsweise reduziert werden, destabilisiert sich die Patientin und das septische Geschehen flammt erneut auf.

Nach weiteren Wochen ist die Situation unverändert. Bei Reduzierung der Analgosedierung zeigt Frau Müller Unruhe. Der Ehemann ist vom Schicksal seiner Frau sehr betroffen. Er glaubt nicht, dass seine Frau hätte „so daliegen wollen". Gleichzeitig betont er ihren starken Lebenswillen. Eine Patientenverfügung liegt nicht vor. Die Pflegenden gehen längst davon aus, dass das Aufrechterhalten der Therapie nur noch den Sterbeprozess verlängert. Insgeheim sind sie jedoch froh, dass sie die konkrete Entscheidung der Änderung des →Therapieziels nicht verantworten müssen. Auch die Ärzte halten es mittlerweile für sehr unwahrscheinlich, dass die Patientin außerhalb der Intensivstation überleben könnte. Dennoch haben sie Skrupel. Kann man die Therapie einfach einstellen oder wäre das nicht ein Fall von illegaler aktiver Sterbehilfe? Oder handelt es sich um eine legale passive Sterbehilfe? Frau Müller ist mit ihren 67 Jahren eine eher junge Patientin und die Grunderkrankung ist gutartig. Hinzu kommt die MRSA-Infektion, die sie sich wahrscheinlich im Krankenhaus zugezogen hat. Resultiert daraus nicht eine besondere Fürsorgeverpflichtung?

Die Atmosphäre im Team ist angespannt, insbesondere weil solche „Fälle" bereits häufiger aufgetreten sind. Die Pflegenden erwarten eine klare Entscheidung. Die Ärzte wiederum können den Unmut und die „mangelnde Solidarität" der Pflegenden nicht verstehen.

Das Beispiel zeigt, dass oft unterschiedliche Ebenen bearbeitet werden müssen. Zum einen ist die im moralischen Sinne richtige Entscheidung unklar. Soll die Intensivtherapie aufrechterhalten werden oder ist der Punkt gekommen, an dem zu einer palliativen Versorgung übergegangen werden muss? Welche Rolle spielt dabei die Grunderkrankung und welche die im Krankenhaus erworbene MRSA-Infektion? Welches ist die richtige Entscheidung für die Patientin?

Zum anderen bestehen oft Unsicherheiten in Bezug auf die rechtliche Situation: Ist der Verzicht auf die Fortsetzung einer kurativen Therapie eine Form von Sterbehilfe [→Kap. 4.1.2]?

Darüber hinaus führt die konfrontative Situation zwischen den Pflegenden und dem ärztlichen Team zu „Reibungsverlusten" in der täglichen Praxis. Es scheint so zu sein, dass aus unbearbeiteten Konflikten besonders bei ethisch relevanten Entscheidungssituationen gesundheitliche Folgen für die Beteiligten entstehen können. In diesem Zusammenhang ist von „moralischem →Stress" („*moral distress*") die Rede, der ein entscheidender Faktor für das Burnout-Syndrom sein kann.

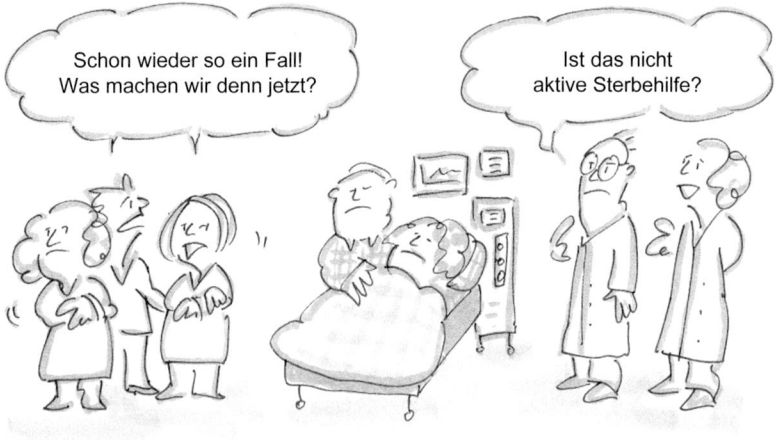

Ein Fall für die Ethikberatung!

Durchführung einer Ethik-Fallberatung

Liegt in einem Fall wie dem von Frau Müller eine Anfrage auf Ethikberatung vor, kommen die Ethikberater [→Ethikberatung] des KEK auf die Station, um mit dem ärztlichen und pflegerischen Team die ethische Fragestellung (im Sinne einer prospektiven Fallberatung) zu klären und eine Konsensentscheidung im Team zu unterstützen.

Die Teilnehmer treffen sich in einem Raum, der etwas abseits der Stationsroutine liegt. Eine unruhige Umgebung ist kontraproduktiv. Teilnehmen sollten der Stationsarzt, der zuständige Oberarzt, eine Bezugspflegeperson, ggf. auch andere Mitarbeiter, welche die Patientin gut kennen. Hinzu kommen ein oder mehrere Ethikberater und ein Protokollant. Die Teilnahme eines nahen Verwandten oder eines Betreuers, in diesem Falle des Ehemannes, ist grundsätzlich möglich, kann aber auch zu dessen emotionaler Überlastung führen und ist deshalb genau zu prüfen. Ähnliches gilt für die betreffenden Patienten selbst, die meist jedoch aus gesundheitlichen Gründen nicht in der Lage sind, an der Ethikberatung teilzunehmen.

Nach einer kurzen Vorstellungsrunde und der Erläuterung des Verfahrens durch den Ethikberater bittet dieser die Mitarbeiter zunächst, die medizinisch-pflegerischen Aspekte zu klären und zwar je aus der Perspektive der verschiedenen Berufe und Fachdisziplinen. Wichtig dabei ist, dass sich die Schilderung der Situation nicht auf medizinische Einschätzungen beschränkt. Wahrnehmungen aus dem direkten Umgang mit der Patientin und pflegerische Aspekte sind gleichwertige informative Ressourcen. In einem zweiten Schritt werden psychosoziale Aspekte erörtert und in einem dritten Hinweise zum erklärten (z.B. →Patientenverfügung) oder mutmaßlichen →Willen. Erst dann wird zur eigentlich ethischen Fragestellung übergegangen und die juristischen Aspekte diskutiert.

Es geht in der Ethikberatung um die Erörterung der Frage, was nach medizinischen Gesichtspunkten [→Indikation] und was nach den subjektiven Maßstäben (mutmaßlicher oder erklärter Patientenwille) die richtige Entscheidung ist und wie daraus eine Therapieentscheidung resultieren kann, die rechtskonform umsetzbar ist und deren Umsetzung alle Beteiligten mittragen können.

Im Fall von Frau Müller ist es wahrscheinlich, dass sich die Beteiligten darauf verständigen können, auf eine weitere Eskalierung der Intensivtherapie zu verzichten oder aber darauf, die lebenserhaltenden Maßnahmen zurückzufahren.

Die Gründe dafür liegen darin, dass keiner der Beteiligten daran glaubt, dass medizinische Maßnahmen überhaupt in der Lage sind, mehr zu bewirken, als den momentanen Status quo für eine gewisse Zeit zu erhalten. Aus ethischer Perspektive kann darin kein wünschenswertes Ziel für die Patientin bestehen und insofern ist auch nicht mehr von einer medizinischen Indikation (im weiten Sinne) zu sprechen. Daran ändern auch das relativ junge Alter und die eigentlich gutartige Grunderkrankung nichts. Dass die Patientin zusätzlich eine MRSA-Infektion erlitten hat, ist tragisch, aber ebenfalls kein Grund, die eskalierte Antibiotikatherapie aufrecht zu erhalten, da die Patientin mit größter Wahrscheinlichkeit nicht davon profitieren wird. Die Hinweise des Ehemanns in Bezug auf einen mutmaßlichen Willen sind zu vage, um aus Sicht der Ethikberater einen Einfluss auf die Entscheidungsfindung zu haben. Der Verzicht auf die Fortsetzung der Therapie im Falle von Frau Müller wäre als passive Sterbehilfe im Sinne eines Sterbenlassens [→Kap. 4.1.2] auf Grund einer fehlenden Indikation nicht nur legal, sondern geboten.

Häufig lösen sich die Spannungen in einem Gespräch am „runden Tisch" leichter als von den Beteiligten erwartet, da in einem moderierten Gespräch außerhalb der Stationsroutine ggf. der eigenen Meinung widersprechende Argumente eher auf Grund ihres Gehaltes und nicht auf Grund ihrer Herkunft beurteilt werden. Dies gelingt natürlich nicht immer. Bei weiterbestehender Uneinigkeit kann eine „ad-hoc-Regelung" getroffen werden, d.h. man einigt sich darauf, ein klar definiertes Bündel therapeutischer Maßnahmen bis zu einem festgelegten Zeitpunkt durchzuführen, um anschließend erneut die Frage nach dem Therapieziel bzw. dem dann ermittelten Patientenwillen zu stellen.

Die Ethikberatung ist nicht nur erfolgreich, wenn eine Entscheidung für oder gegen die Beibehaltung einer Therapie gefällt wird, sondern auch, wenn ein Zeitplan erstellt wird, wann welche Personen nochmals alle relevanten Informationen zusammentragen und beurteilen, sodass nicht die Gefahr besteht, dass ein Aufschieben einer Entscheidung einer faktischen Entscheidung zur Beibehaltung der Therapie gleichkommt.

Der Ethikberater trägt dazu bei, den Entscheidungskonflikt zu lösen, indem er moderiert und ermöglicht, die angedeuteten argumentativen Ebenen zu trennen, die verschiedenen konfligierenden Perspektiven zu integrieren und durch medizinethisches Fachwissen zu erweitern. Darüber hinaus verbessert sich durch die Ethikberatung potenziell auch das Kommunikationsklima zwischen den Mitgliedern des Teams bzw. der verschiedenen Berufsgruppen, da die Moderation und Strukturierung dazu führen, dass alle Beteiligten ungeachtet ihres Berufs oder der hierarchischen Stellung ihre Sicht der Dinge („herrschaftsfreier Diskurs" [→Kap. 5.5]) vertreten können.

5.1.4 Leitlinienentwicklung und Leitfaden zur Therapiebegrenzung

Wenn in einer Abteilung oder auf einer Station eine bestimmte Fragestellung oder ein bestimmter Konflikt immer wieder auftritt, so kann, um Zeit zu sparen und die Belastung der Beteiligten zu verringern, eine sogenannte Leitlinie entwickelt werden.

Leitlinien im Kontext der Klinischen Ethik sind meist Verfahrensanleitungen, die lösungsorientierte, kommunikative Prozesse strukturieren und verkürzen sollen. Nicht zu verwechseln sind sie mit den Leit- und Richtlinien der wissenschaftlichen Fachgesellschaften, die teilweise eine deutlich höhere Verbindlichkeit haben.

Die Verbindlichkeit einer „Ethikleitlinie" ergibt sich aus der Rationalität des Verfahrens, d.h. die Struktur des Verfahrens sollte so nachvollziehbar sein, dass die Akteure sie als Arbeitserleichterung auffassen. Entsprechend gibt es keine einheitliche Sprachregelung (Leitfaden, Handreichung, Handlungsempfehlung etc.). Besonders bei der konfliktträchtigen Fragestellung der Therapiebegrenzung [→Kap. 4.1.2] ist es in bestimmten klinischen oder auch nichtklinischen Bereichen sinnvoll, wenn eine Leitlinie zur Anwendung kommt.

So böte es sich im Fall von Frau Müller an, alternativ zur Durchführung einer Ethikberatung mit Hilfe einer prozessstrukturierenden Leitlinie zu einer Entscheidung zu gelangen. Die Umsetzung unterschiede sich von der Ethikberatung dadurch, dass deutlich weniger Personen beteiligt wären, d.h. dass der organisatorische Aufwand geringer wäre. Aber auch in diesem Fall wäre eine interdisziplinäre bzw. interprofessionelle Entscheidungsfindung sinnvoll.

Leitfaden zur Therapiebegrenzung

Name: Müller, Claudia
Geburtsdatum: 12. 09. 1953
Diagnosen: intramurales Uterusmyom
          Zust. n. Tumorexstirpation
          Post. Op. Wundheilungsstörung mit Abszessbildung
          Z.n. operativer Wundrevision
          postop. Herzinfarkt
          Pneumonie
          Lungenversagen (ARDS)
          MRSA
          Septisches Geschehen

I. Mögliche Gründe für den Verzicht auf medizinische Maßnahmen
(Zutreffendes bitte ankreuzen)

	ja	nein	unklar
Der Beginn bzw. die Durchführung der (kurativen) medizinischen Therapie ist aussichtslos.	x		
Die Wirksamkeit der kurativen medizinischen Therapie ist marginal.	x		
→ Wenn ja: Die Wahrscheinlichkeit der Wirksamkeit ist sehr gering	x		
→ oder: Das Wirksamkeitspotenzial ist marginal.			x
Die potenziell daraus resultierende Einschränkung der Lebensqualität ist hoch.	x		
Die Sterbephase hat bereits eingesetzt.			x
Der Patient lehnt (aktuell) weitere therapeutische Maßnahmen ab.			x

II. Hinweise zur Einwilligungsfähigkeit und zum erklärten oder mutmaßlichen Willen (Zutreffendes bitte ankreuzen)

Der Patient ...	ja	nein
... ist zu Person/Ort/Zeit orientiert		x
... kann die eigene Situation erfassen und die Folgen der Therapiebegrenzung verstehen		x
... ist einwilligungsfähig		x
... ist nicht einwilligungsfähig	x	
... ist analogosediert/intubiert/beatmet	x	
Stellvertreterentscheidung ist notwendig	x	
... ist bereits rechtlich betreut	x	

Betreuer mit Aufgabenkreis Gesundheitssorge: Harry Müller (Ehemann)

	ja	nein
... hat eine Betreuungsverfügung ausgestellt		
Betreuungsverfahren ist eingeleitet		
... hat eine Vorsorgevollmacht ausgestellt		x

Bevollmächtigter:

....

Hinweise zum erklärten oder mutmaßlichen Willen des Patienten	ja	nein	unklar
Patientenverfügung liegt vor		x	

Hinweise zum Inhalt...

....

Hinweise zum mutmaßlichen Willen: Der Ehemann kann keine klaren Hinweise geben. Zum einen beschreibt er seine Frau als Kämpfernatur zum anderen hat er aber das Gefühl, dass sie nicht so hätte „daliegen" wollen.
Übermittelt durch: ....Herrn Müller..............................

....

Aufklärungsgespräch bezüglich der Therapiebegrenzung erfolgt/ist erfolgt	ja	nein
	x	

Am: .... gestern ....
durch: ...OA Dr. Schulze ....
mit: ...Ehemann und dessen Tochter

III. Begleitende Umstände
(Zutreffendes bitte ankreuzen)

Ärztliches und pflegerisches Team sind umfassend informiert	ja	nein	unklar
		x	

→ Wenn nein, wird informiert am: *heute bei Visite*

Seelsorgerische Begleitung ist erwünscht	ja	nein
	x	

Zusätzliche Ethikberatung ist erforderlich	ja	nein
		x

IV. Empfehlung
(Zutreffendes bitte ankreuzen)

Nicht mehr durchgeführt werden die folgenden Maßnahmen

Reanimation	x
Beatmung	x
Kreislaufunterstützung	x
Nierenersatztherapie	x
Blutersatztherapie	x
Künstliche Ernährung	x
Sonstiges...	
....	

Kommentar...
Falls nach dem Weaning Atemnot einsetzt, soll eine palliative Sedierung durchgeführt werden. Der Ehemann ist nach Möglichkeit in die Sterbebegleitung zu integrieren.

Auf eine angemessene Symptomkontrolle (palliative Versorgung), Pflege und menschliche Zuwendung ist in jedem Fall zu achten!

Unterschriften

Datum	Name/Funktion	Unterschrift
5.11.	OA Dr. Schulze	Schulze

Der vorgestellte Leitfaden gibt ein standardisiertes, rationales Verfahren vor, in einer spezifischen Entscheidungssituation ein optimales Ergebnis zu erhalten. Er hat die Funktion, häufig wiederkehrende ethisch relevante Entscheidungssituationen einer sinnvollen Lösung zuzuführen, indem er die Entscheidung in einen kommunikativen Prozess einbettet, sodass es im Idealfall gar nicht erst zu einem gravierenden intra- oder interpersonellen Entscheidungskonflikt kommt. Er ist in diesem Sinne sowohl ein präventives als auch ein prospektives Verfahren [→Kap. 5.1.2]. Er ist so angelegt, dass er relevante und zielgerichtete Fragen aufwirft, die von den an der Besprechung teilnehmenden Akteuren im Diskurs beantwortet werden. Dabei übernehmen die Strukturen des Leitfadens die Funktion, die der Ethikberater in der Ethikberatung übernimmt (Moderation, Expertise). Die Musterleitlinie zur Therapiebegrenzung hat vier Elemente:

I.   Mögliche Gründe für den Verzicht auf medizinische Maßnahmen

II.   Hinweise zur Einwilligungsfähigkeit und zum erklärten oder mutmaßlichen Willen

III.   Begleitende Umstände

IV.   Empfehlung

Erläuterungen zu I. Mögliche Gründe für den Verzicht auf medizinische Maßnahmen

Zunächst werden mögliche Gründe für den Verzicht auf kurative medizinische Maßnahmen erörtert. Diese können darin liegen, dass sie keine Aussicht auf Erfolg mehr haben, dass der Erfolg sehr fraglich ist und ihm schwere Einschränkungen der Lebensqualität gegenüberstehen oder dass die Sterbephase bereits eingesetzt hat. All dies lässt sich mit dem Fehlen einer →Indikation beschreiben.

In Bezug auf Frau Müller [→Kap. 5.1.2] wird die Therapie von allen Beteiligten als aussichtslos betrachtet. Die mögliche Wirksamkeit der Maßnahmen wird als marginal angesehen, zumindest in Bezug auf die Wahrscheinlichkeit, dass die Antibiose doch anschlägt und das septische Geschehen in den Griff zu bekommen ist.

Die Frage nach der Einschränkung der Lebensqualität ist zunächst nicht einfach zu beantworten, da die Patientin seit Längerem analgosediert ist. Besonders die Pflegenden weisen jedoch darauf hin, dass bei versuchsweiser Reduzierung sofort Schmerzzeichen wahrnehmbar seien. Insofern muss die Frage bejaht werden.

Strittig könnte die Frage sein, ob der Sterbeprozess bereits eingesetzt hat oder nicht, da sich diese Frage nicht unabhängig von den laufenden Maßnahmen beurteilen lässt. Ohne intensivmedizinische Maßnahme wäre Frau Müller bereits vor längerer Zeit verstorben. Vor dem Hintergrund der laufenden medizinischen Maßnahmen lässt sich der Zustand durchaus als stabil bezeichnen, wenn auch auf sehr niedrigem Niveau.

Erläuterungen zu II. Hinweise zur Einwilligungsfähigkeit und zum erklärten oder mutmaßlichen Willen

Dann werden die Einwilligungsfähigkeit und der Wille erörtert. Dabei geht es nicht nur um die bloße Feststellung der Einwilligungsfähigkeit, sondern auch um die Reflexion auf medizinische Maßnahmen, welche die Einwilligungsfähigkeit einschränken (Analgesie, Sedierung), da diese kurzfristig reduziert werden können, um zu einer Einwilligungsfähigkeit zu kommen.

Ferner wird die Frage nach den legitimierten Stellvertretern [→Bevollmächtigte, →Betreuer] gestellt, die ggf. Stellvertreterentscheidungen treffen müssen. Darüber hinaus wird das Aufklärungsgespräch mit dem Patienten, den Bevollmächtigten, den Betreuern oder Angehörigen thematisiert.

Da Frau Müller analgosediert ist, ist sie nicht kommunikationsfähig und folglich auch nicht zu Person, Zeit und Ort orientiert. An eine Reduzierung der Analgosedierung ist auf Grund des erwartbaren Leidensdrucks kaum zu denken. Zudem erscheint es unwahrscheinlich, dass die Patientin ihre Situation überhaupt realisieren könnte. Die Einwilligungsfähigkeit ist aktuell folglich ebenfalls zu verneinen, woraus die Notwendigkeit einer Stellvertreterentscheidung folgt. Für Frau Müller ist bereits eine Betreuung eingerichtet. Die restlichen Fragen sind insofern zu verneinen.

Neben dem Fehlen einer Indikation im weiteren Sinne ist der Entzug der Einwilligung – sei sie erklärt, mutmaßlich oder durch eine Patientenverfügung abgegeben – ein legitimer Grund, auf kurative Therapien zu verzichten. Der explizite Hinweis darauf ist deswegen wichtig, da in der Praxis zwischen der fehlenden Indikation und der fehlenden Einwilligung oft nicht klar differenziert wird.

Frau Müller hatte keine Patientenverfügung verfasst und damit liegt kein schriftlich erklärter Wille vor. Der Ehemann kann zwar Angaben zum mutmaßlichen Willen machen, diese sind aber tendenziell widersprüchlich: Auf der einen Seite betont er ihren starken Lebenswillen, glaubt auf der anderen Seite dennoch, dass sie nicht „so hätte daliegen wollen". Konkrete Gründe hierfür kann er nicht anführen. Es sei „eher so ein Gefühl". Diese Hinweise reichen für ein im Kontext der Therapieentscheidung zwingendes Argument nicht aus bzw. genügen nicht den im →Betreuungsrecht geregelten Kriterien zur Ermittlung des mutmaßlichen Willens.

Erläuterungen zu III. Begleitende Umstände

Dann werden begleitende Umstände thematisiert. Hier geht es darum, dass sowohl die Mitarbeiter des ärztlichen als auch des pflegerischen Teams umfassend über die anstehende Therapiebegrenzung informiert werden. Dies ist zum einen wichtig, weil die unbeantwortete Frage der Therapiebegrenzung oft als Belastung empfunden wird, zum anderen, damit gegenüber den Angehörigen eine einheitliche Haltung vertreten werden kann.

Ferner werden der mögliche Wunsch nach seelsorgerischer Begleitung und die Notwendigkeit einer zusätzlichen Ethikberatung thematisiert, etwa wenn der eine oder andere Aspekt im Rahmen des Verfahrens nicht klar beantwortet werden konnte oder wenn es einen Dissens gibt. Im Fall von Frau Müller ist das Team noch nicht informiert. Es ist jedoch bereits ein Termin für die Information der Kollegen vorgesehen. Seelsorgerische Begleitung ist erwünscht, eine Ethikberatung ist auf Grund der klaren Antworten und des Konsenses nicht notwendig.

Erläuterungen zu IV. Empfehlung
Schließlich werden Empfehlungen diskutiert, d.h. es werden die Maßnahmen definiert, die basierend auf den unter I. und II. angeregten Reflexionen nicht mehr durchgeführt werden sollen: Reanimation, Beatmung, Kreislaufunterstützung, Nierenersatztherapie, Blutersatztherapie, künstliche Ernährung oder von den Behandlern zu definierende Therapien.

Da die Hinweise auf den mutmaßlichen Willen von Frau Müller zu vage bzw. widersprüchlich sind, basiert die Empfehlung am Ende des Verfahrens allein auf den unter I. erhobenen medizinischen Gründen für eine Änderung des Therapieziels. Da der Erfolg der kurativen Therapie als aussichtslos bzw. marginal erachtet wird, gilt die Fortsetzung derselben als nicht indiziert, da sie mit Belastungen für die Patientin verbunden sind. Aus diesen Gründen ist im Falle eines Herz-Kreislauf-Stillstands auf eine Reanimation zu verzichten. Gleiches gilt für die Beatmung, die Kreislaufunterstützung durch Katecholamine, die Dialyse, den Einsatz von Blutersatzprodukten und die Durchführung einer künstlichen Ernährung. Unter „Sonstiges" wird vom behandelnden Arzt notiert, dass bei insuffizientem Atemreflex nach der Extubation ggf. auftretende Erstickungszustände durch Sedierung abgeschirmt werden.

Am Ende wird darauf hingewiesen, dass Patienten, für die es keine kurative Therapie mehr gibt oder die einer möglichen kurativen Therapie nicht zustimmen, dennoch zu jeder Zeit ein Anrecht auf adäquate Schmerztherapie und menschliche Zuwendung haben. Dies ist deshalb wichtig, weil auch nach dem Ende der kurativen Therapie medizinisch-pflegerische Therapie im palliativen Sinne geleistet werden kann. Das sprichwörtliche „die Medizin kann nichts mehr für den Patienten tun" führt allzu oft zu einer Situation, in der Patienten vernachlässigt werden, eben weil man kurativ „nichts mehr tun kann" und die →palliative Versorgung in der modernen Medizin nicht den Stellenwert hat, den sie eigentlich haben sollte.

Angemerkt sei an dieser Stelle, dass es sich bei dem Musterleitfaden zur Therapiebegrenzung um eine Orientierung handelt, wie ein derartiger Leitfaden aussehen könnte. Solche Leitfäden sind in jedem Fall für die Praxis zu spezifizieren. Wichtig ist es, dass der Wunsch nach einer Leitlinie von den Mitarbeitern selbst kommt. Sonst ist die Gefahr hoch, dass eine Leitlinie nur ein weiteres Papier ist, das im „Stationsordner" abgeheftet wird und keinerlei Auswirkungen auf die Praxis hat. Sinnvoll ist zudem, dass die Mitarbeiter bei der Entwicklung eines Leitfadens, etwa in einer interdisziplinären Arbeitsgruppe, beteiligt sind. Damit steigt die Wahrscheinlichkeit, dass sich die Mitarbeiter mit dem durch die Leitlinie vorgegebenen Verfahren identifizieren und es tatsächlich auch anwenden: Die Mitarbeiter des klinischen Bereichs stellen das häufig anfallende Problem vor, das Klinische Ethik-Komitee übernimmt dabei die Organisation und stellt die notwendigen Fachkenntnisse. Die Leitlinie wird gemeinsam erarbeitet und an die Praxis adaptiert.

Weitere Leitlinien sind denkbar, etwa zum
- Umgang mit Patientenverfügungen,
- Schwangerschaftsabbruch,
- Verzicht auf künstliche Ernährung

5.2 Die Nimwegener Methode für ethische Fallbesprechung

Die Durchführung und Dokumentation einer Ethikberatung sollte sinnvollerweise nach einem bestimmten Muster ablaufen, das für die Teilnehmer der Ethikberatung transparent ist. Hierzu wurden zahlreiche Verfahrensanleitungen entwickelt und erprobt. Die bekannteste Verfahrensanleitung ist die sogenannte Nimwegener Methode zur ethischen Fallbesprechung nach Steinkamp und Gordijn.

Die Nimwegener Methode für ethische Fallbesprechung enthält folgende Elemente (stark gekürzt):

1 **Problem**
   – Wie lautet das ethische Problem?

2 **Fakten**
   – Medizinische Gesichtspunkte
   – Pflegerische Gesichtspunkte
   – Weltanschauliche und soziale Dimension
   – Organisatorische Dimension

3 **Bewertung**
   – Wohlbefinden des Patienten
   – Autonomie des Patienten
   – Verantwortlichkeit von Ärzten, Pflegenden und anderen Betreuenden

4 **Beschlussfassung**

Neben anderen bekannten Verfahrensanleitungen (z.B. Bochumer Arbeitsbogen zur medizinischen Praxis von 1987, Kölner Arbeitsbogen zur ethischen Entscheidungsfindung in der Neonatologie oder Reflexionsmodell nach Rabe etc.) ist es insbesondere die Nimwegener Methode, die einen Standard gesetzt hat, nach deren Logik eine Fallbesprechung sinnvollerweise ablaufen soll und deren Aspekte berücksichtigt werden müssen.

Der Nimwegener Methode nach erfolgt eine Fallbesprechung in vier Schritten. Zunächst soll in einem **ersten Schritt** das **Problem benannt** werden. Oft ist es gar nicht so einfach, das eigene Unbehagen zu artikulieren, was jedoch für die rationale Erörterung eine sinnvolle Ausgangsposition ist. Nicht immer ist es möglich, eine Intuition oder ein moralisches Störgefühl in eine konkrete Fragestellung zu fassen, da dies eben gerade einen diskursiven Durchlauf voraussetzt.

Dann werden in einem **zweiten Schritt** die **Fakten gesammelt**: medizinische und pflegerische Gesichtspunkte (Diagnose, Prognose, Behandlungsmöglichkeiten, pflegerische Umsetzung etc.), weltanschauliche, soziale Dimension und organisatorische Dimension (Krankheitserleben, Glaubensfragen, Lebensstil, Einbindung der Bezugspersonen etc.), um ein umfassendes Bild des Patienten und seiner Situation zu gewinnen.

Im **dritten Schritt** werden die **Fakten bewertet**. Die Bewertung erfolgt im Hinblick auf die Autonomie des Patienten (Information, Selbstwahrnehmung und angemessene Beteiligung des Patienten), die Verantwortlichkeit von Pflegenden, Ärzten und anderen Betreuenden (gibt es Dissens oder Konflikte, gab es genügend Kommunikation, gibt es relevante Leitlinien etc.).

Im **vierten Schritt** folgt die **Beschlussfassung**. Zunächst wird nochmals das ethische Problem formuliert. Gegebenenfalls ist es erst jetzt möglich, das Problem präziser in Begriffe zu fassen oder es erscheint in einem gänzlich anderen Licht. Möglicherweise hat es sich auch aufgelöst oder erscheint zumindest nicht mehr als ethisches Entscheidungsproblem, was insofern kein Problem ist, als die Fallbesprechung dennoch zur Klärung der Lage beigetragen hat. Dann werden Handlungsalternativen erörtert und schließlich ein Beschluss gefasst.

Es folgen weitere Spezifizierungen zu besonderen Situationen, für einwilligungsunfähige Menschen, für Kinder und bei Langzeittherapien. Damit soll gewährleistet sein, dass im Prozess der Entscheidungsfindung alle denkbaren Aspekte für die therapeutische Entscheidung im Sinne des Patienten berücksichtigt werden.

Kritisch anzumerken ist, dass die Methode auf Grund ihrer Detailliertheit und Komplexität in der Praxis schwer anzuwenden ist. Insbesondere der dritte Schritt der Bewertung besteht (in der ungekürzten Form) aus vier Aspekten und diese insgesamt aus 25 weiteren Unteraspekten. Der erfahrene Ethikberater wird in der Praxis eher seiner Intuition folgen als einem derart komplexen Leitfaden, während der unerfahrene Ethikberater in der konkreten Situation damit wahrscheinlich überfordert sein wird. Die vorgegebene Logik ist zwar sinnvoll, aber aus pragmatischen Gründen ggf. kontraproduktiv.

Um der Problematik der übergroßen Komplexität der Methode Rechnung zu tragen, hat der Forschungsschwerpunkt **E**thikberatung, **M**oral, **M**itgestalten, **A**ltenhilfe (EMMA) eine einfachere und damit anwendbarere Verfahrensanleitung konzipiert, die sowohl der Strukturierung der Ethikberatung als auch der Dokumentation dienen soll. Der Bogen entstand im Kontext der stationären Altenhilfe und bezieht sich somit auf Bewohner. Er ist jedoch auch in verschiedenen Kontexten wie der ambulanten Versorgung oder anderen Einrichtungen wie solchen der Behindertenhilfe oder Hospizen anwendbar.

5.3 Verfahrensanleitung Ethik-Fallberatung nach EMMA

Die Verfahrensanleitung für eine Ethik-Fallberatung des Forschungsschwerpunktes **E**thikberatung, **M**oral, **M**itgestalten, **A**ltenhilfe (EMMA) enthält

- eine Checkliste zur Vorbereitung (I),
- einen Leitfaden zur Durchführung (II) und
- Hinweise zur Dokumentation des Beratungsergebnisses (III).

I. Vorbereitung der Ethik-Fallberatung im Kontext der Altenhilfe (organisatorische Checkliste)

Für den optimalen Ablauf einer Ethik-Fallberatung für einen Bewohner im Kontext der Altenhilfe ist es sinnvoll, neben der organisatorischen Frage zur Dringlichkeit und einer Information zum kognitiven Status des Bewohners im Vorfeld einige Fragen abzuklären:

- Wer muss unbedingt bei der Besprechung dabei sein (Pflegende, Angehörige, Bevollmächtigte, rechtliche Betreuer, Heimbewohner, Hausarzt) und wessen Anwesenheit könnte ggf. störend wirken?
- Welche relevanten Unterlagen sollten vorliegen? (z.B. Bewohnerakte, Arztbriefe oder auch Vorsorgevollmacht) Insbesondere zu beurteilende Patientenverfügungen sollten bereits im Vorfeld gesichtet werden, um in der Beratung unnötige Lektürearbeit zu verhindern.
- Welche besonderen Begriffe, ausgefallenen Krankheitsbilder oder speziellen rechtlichen Fragen sollten frühzeitig recherchiert werden?
- Nicht zuletzt sollte sichergestellt sein, dass ein von der Wohnbereichsroutine abgetrennter, geeigneter Raum zur Verfügung steht.

II. Leitfaden zur Ethik-Fallberatung (ethische Fallbesprechung) in Einrichtungen der stationären Altenhilfe

A Informationserhebung

Einstieg: Erklärung zur besonderen Situation einer Ethik-Fallberatung durch Verschwiegenheit, Datenschutz; Vorstellungsrunde der Anwesenden, Vorstellung des Konfliktgegenstands, „Statement" eines der Betroffenen.

Medizinische Aspekte
- Krankengeschichte (Grunderkrankung, Verlauf, aktuelle Situation etc.)
- Diagnose, Therapie, Prognose
- „Compliance"
- Therapieziel (kurativ/palliativ)

Pflegerische Aspekte
- Pflegeanamnese
- Pflegeplanung
- „Compliance"
- Ziel der pflegerischen Maßnahmen

Psychosoziale Aspekte
- Kommunikations- und Einwilligungsfähigkeit
- Soziale Einbindung des Bewohners
- Biografische Informationen
- Familiäre Verhältnisse

Wille des Bewohners/Patientenwille
- Aktuelle Äußerungen/Verhalten (natürlicher Wille)
- Patientenverfügung
- Mutmaßlicher Bewohnerwille

Aspekte der Privatheit und des Lebensstils
- Gewohnheiten
- Interaktion mit Bewohnern und Angehörigen
- Interaktion mit Personal
- Aktuelle Präferenzen

B Abwägung der ethischen und juristischen Fragen
- Abgleich mit rechtlichen Vorgaben
- Abwägung nach den vier Prinzipien der biomedizinischen Ethik:
  - Welche Option wird dem *Prinzip der Selbstbestimmung* (Autonomie) am besten gerecht?
  - Welche Option bedeutet für den Bewohner den *geringsten Schaden*? (Verhältnismäßigkeit der Mittel)
  - Was entspricht dem *Gebot der medizinisch-pflegerischen Fürsorge* für den Bewohner am besten?
  - Wie wird bei den Entscheidungsalternativen das *Prinzip der Gerechtigkeit* berücksichtigt?
- Gegebenenfalls Abgleich mit spezifischen Wertvorgaben der Einrichtung

C Beratungsergebnis
- Revision und Begründung des Therapie- und Pflegeziels
- Neubestimmung von Regulierung und Privatheit
- Festlegung des weiteren Vorgehens (Akzeptanz des Lebensstil, Umstrukturierung des medizinisch-pflegerischen Ablaufs, Therapiebegrenzung, Terminplanung und Festlegung der Kriterien für erneute Ethik-Fallberatung)

Erläuterung des Leitfadens nach EMMA:
Zu A: Den Einstieg in die Ethik-Fallberatung bildet ein intuitives „Statement" eines der Betroffenen. Die zunächst unsystematische Herangehensweise hat den Sinn, den Teilnehmern den Einstieg in den zu besprechenden Sachverhalt leicht zu machen und nicht durch ein starres Reglement ggf. schon eine Hürde zu errichten. Der Leiter der Fallberatung sorgt schließlich für die Systematik und geht je nach Inhalt zu einem der fünf Fragekomplexe über.

Der Moderator strukturiert das Gespräch im Sinne der Gesprächsleitung und einer inhaltlichen Mitwirkung im Diskussionsprozess. Somit verbindet sich hier Moderationskompetenz mit ethischer Expertise.

Jeder der fünf Fragenkomplexe ist von gleicher Wichtigkeit und kann als Einstieg oder auch als Endpunkt für die Fallberatung dienen. Spezifikum des Verfahrens für den Bereich der Altenhilfe bzw. der Gerontologie sind im Wesentlichen die Aspekte der Privatheit und des Lebensstils, da die umfassende „Versorgung" durch eine Institution die unhintergehbare Tendenz aufweist, den durch den Lebensstil geprägten Raum der Privatheit einzuschränken. Wichtig hierbei sind besonders die Gewohnheiten und aktuellen Präferenzen des Bewohners, die ggf. mit der medizinisch-pflegerischen Rationalität oder den Regularien einer Pflegeinstitution kollidieren, aber auch die Art und Weise und in welchem Ausmaß er mit den Mitbewohnern, dem Personal und den Angehörigen interagieren will.

Darüber hinaus gibt es auch bei den psychosozialen Aspekten Elemente, die im klinischen Bereich nicht die gleiche Bedeutung haben wie in der stationären Altenhilfe. Neben den üblichen Elementen der Kommunikations- und Einwilligungsfähigkeit sind es insbesondere die biografischen Gesichtspunkte, die für die Fallberatung zu beachten sind, da die Dimension und Beschaffenheit des privaten Raums in der Biografie wurzeln. Das bedeutet, die im klinischen Bereich primär relevanten Fragenkomplexe der medizinischen und pflegerischen Aspekte verlieren in der Relation zu den Aspekten der Privatheit und des Psychosozialen an Bedeutung. Leitkategorie bleibt der erklärte oder mutmaßliche Wille des Bewohners, auch wenn daraus keine Vorrangigkeit des Fragenkomplexes im Verfahren abzuleiten ist.

Der Leiter der Ethik-Fallberatung sorgt dafür, dass jeder Fragekomplex ausreichend bearbeitet wird und führt je nach Situation die Diskussion von Komplex zu Komplex. Aus diesem Grund wurde auf die Durchnummerierung der Fragenkomplexe verzichtet, da dies eine spezifische Reihenfolge suggerieren würde.

Zu B: Sind alle fünf Fragenkomplexe bearbeitet und alle relevanten Information erhoben, geht der Leiter der Fallberatung von der Informationserhebung zur Abwägung der „ethischen und rechtlichen Fragen" über, dem eigentlichen „Kern" der Ethik-Fallberatung. Seine Aufgabe ist es dann, die normativen Aspekte deutlich zu machen und in entsprechende Begriffe zu fassen.

Es bietet sich an, die Abwägung der ethischen Fragen anhand der vier Prinzipien der biomedizinischen Ethik nach Beauchamp und Childress durchzuführen [→Kap. 2.1], da diese sich im Kontext der Klinischen Ethik hinreichend bewährt haben. Im Verlauf der ethischen Abwägung muss der Leiter der Fallbesprechung dafür sorgen, dass die juristischen Rahmenbedingungen beachtet werden. Gegebenenfalls können zu diesem Zeitpunkt bestehende besondere Wertvorgaben der Einrichtung thematisiert werden.

Zu C: Zuletzt stellt der Leiter der Ethikberatung das Ergebnis in einem Formulierungsvorschlag zur abschließenden Diskussion. Es besteht ggf. aus einer begründeten Revision des Therapie- oder Pflegeziels oder der Neubestimmung des Verhältnisses zwischen der Regulierung des Bewohnerumfeldes durch die Institution und dem nichtregulierten Raum der Privatheit des Bewohners. Das Ergebnis sollte möglichst konkret sein. Wichtig dabei ist, dass auch das weitere Vorgehen besprochen wird bzw. wie die Entscheidung umzusetzen ist.

Falls nicht alle Fragen geklärt werden konnten, sollte sinnvollerweise ein Termin für eine weitere Erörterung vereinbart werden. Eventuell können schon jetzt Kriterien oder besondere Entwicklungen für eine erneute Ethik-Fallberatung benannt werden.

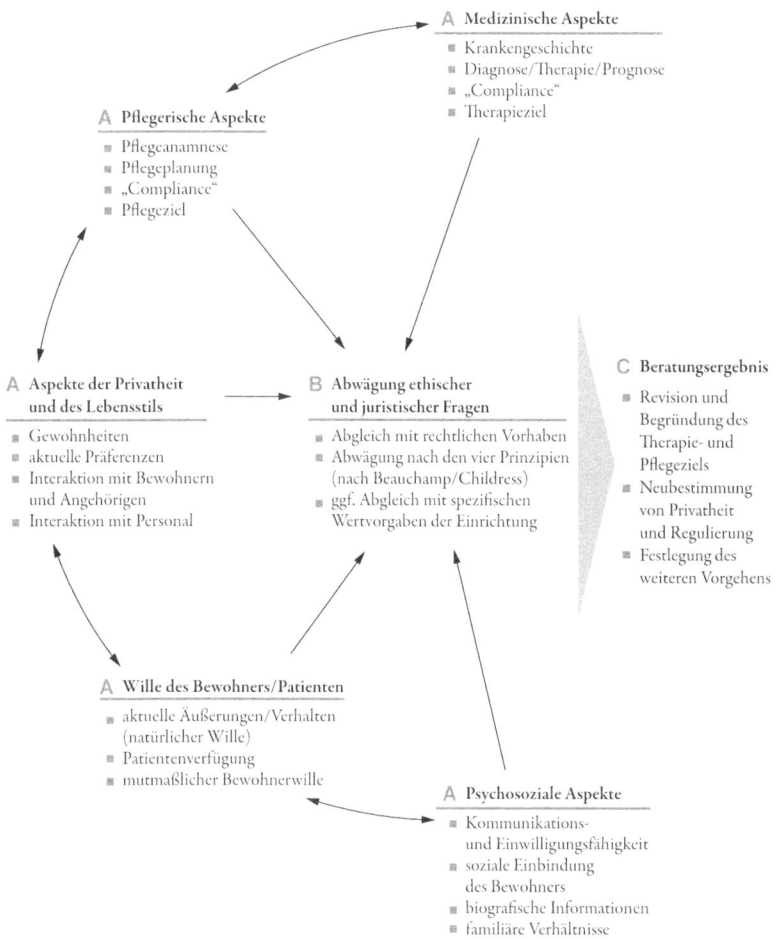

A **Medizinische Aspekte**
- Krankengeschichte
- Diagnose/Therapie/Prognose
- „Compliance"
- Therapieziel

A **Pflegerische Aspekte**
- Pflegeanamnese
- Pflegeplanung
- „Compliance"
- Pflegeziel

A **Aspekte der Privatheit und des Lebensstils**
- Gewohnheiten
- aktuelle Präferenzen
- Interaktion mit Bewohnern und Angehörigen
- Interaktion mit Personal

B **Abwägung ethischer und juristischer Fragen**
- Abgleich mit rechtlichen Vorhaben
- Abwägung nach den vier Prinzipien (nach Beauchamp/Childress)
- ggf. Abgleich mit spezifischen Wertvorgaben der Einrichtung

C **Beratungsergebnis**
- Revision und Begründung des Therapie- und Pflegeziels
- Neubestimmung von Privatheit und Regulierung
- Festlegung des weiteren Vorgehens

A **Wille des Bewohners/Patienten**
- aktuelle Äußerungen/Verhalten (natürlicher Wille)
- Patientenverfügung
- mutmaßlicher Bewohnerwille

A **Psychosoziale Aspekte**
- Kommunikations- und Einwilligungsfähigkeit
- soziale Einbindung des Bewohners
- biografische Informationen
- familiäre Verhältnisse

Leitfaden zur Ethik-Fallberatung in der stationären Altenhilfe nach EMMA

Die kreisförmige Anordnung der fünf Fragekomplexe verdeutlicht deren Gleichwertigkeit. Jeder Fragenkomplex kann Einstieg oder auch Ende der Fallbesprechung sein. Gemeinsam bilden sie die Informationserhebung und dienen als „Input" für den eigentlichen Abwägungsprozess an dessen Ende das Beratungsergebnis steht.

III. Dokumentation (Beratungsergebnis)

Die Dokumentation der Beratung kann in Analogie zu den drei Schritten A–C des Verfahrens erfolgen. Zunächst werden die fünf Aspekte der Informationserhebung dargestellt und in der Folge die ethische Abwägung und der Abgleich mit juristischen Vorgaben. Am Ende steht das Ergebnis der Beratung in einer klaren und begründeten Formulierung. Sollten einzelne Punkte weiterhin strittig sein, so können divergierende Meinungen dargestellt werden. Zum Beratungsergebnis gehört eine Begründung.

Hilfreich kann auch eine Kurzdokumentation sein, die nur das Ergebnis und dessen Begründung beinhaltet. Möglicherweise problematisch wäre eine detaillierte Dokumentation des Diskussionsprozesses, da einzelne Argumente bestimmten Personen zugeordnet werden können, was bei späterer Einsicht ggf. das Vertrauensverhältnis zwischen Patienten bzw. Angehörigen und den betreffenden Mitarbeitern stören könnte.

Die Dokumentation der Ethik-Fallberatung wird der Bewohnerakte beigefügt. Zusätzlich kann sie den Akten des Ethik-Komitees oder einer entsprechenden Institution für interne Zwecke beigefügt werden. Hierbei sind ebenfalls die geltenden Datenschutzbestimmungen einzuhalten.

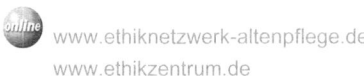

www.ethiknetzwerk-altenpflege.de

www.ethikzentrum.de

5.4   Ethik-Komitee in der Altenpflege (EKA)

In Analogie zu den Ethik-Komitees in Krankenhäusern haben sich mit zeitlicher Verzögerung auch in Einrichtungen der stationären Altenhilfe Ethik-Komitees (Ethik-Komitee Altenhilfe = EKA) herausgebildet. EKAs unterscheiden sich jedoch in mancher Hinsicht von den KEKs [→Kap. 5.1]. Zwar setzen sich auch EKAs aus Pflegenden, Vertretern der Seelsorge, des Sozialdienstes, aus verschiedenen „externen" Mitgliedern wie rechtlichen Betreuern, Betreuungsrichtern, Psychologen und Hausärzten zusammen, im Kontext der unterschiedlichen Altenwohn- und -pflegeheime sind Ärzte jedoch deutlich weniger präsent als im Krankenhaus. Entsprechend sind auch in den EKAs Mediziner deutlich schwächer vertreten als in Klinischen Ethik-Komitees.

Auf den ersten Blick scheint das anfallende Spektrum der ethischen Probleme in der stationären Altenpflege kleiner zu sein als in der Klinik, da deutlich weniger medizinisch-technische Maßnahmen durchgeführt werden. Meist geht es um die Frage der künstlichen Ernährung oder darum, ob ein alter Mensch in einer schweren gesundheitlichen Krise, die mit einer gewissen Wahrscheinlichkeit zum Tode führen wird, noch in eine Klinik eingewiesen werden soll oder nicht.

Auf den zweiten Blick gibt es eine ganze Reihe subtiler ethischer Fragestellungen, die in Altenpflegeeinrichtungen auftauchen, die in der Klinik auf Grund des vorübergehenden Charakters des Aufenthalts gar nicht erst auftreten. Diese Probleme spielen sich im Spannungsfeld zwischen den institutionellen Strukturen des Pflegeheims und der Privatheit eines dauerhaften Wohnsitzes ab. Insofern ist das Spektrum der auftretenden Themen und Fälle auch erweitert.

Genau wie bei den klinischen Ethik-Komitees ist es sinnvoll, wenn die Geschäftsführung eines EKAs von einem speziell geschulten Mitarbeiter oder einem professionellen Medizinethiker übernommen wird.

5.4.1 Aufgaben

Die Aufgaben der EKAs unterscheiden sich nicht grundsätzlich von denen der KEKs. Sie liegen in

- der Konzeption und Durchführung von medizin- und pflegeethischen Fortbildungsmaßnahmen,
- der Ethikberatung als Ethik-Fallberatung im konkreten Einzelfall vor Ort und
- der Entwicklung von Leitlinien bei häufig wiederkehrenden Problemkonstellationen.

5.4.2 Fortbildungsmaßnahmen

Die Fortbildungsmaßnahmen müssen an das spezifische Bildungsniveau der Zielgruppe angepasst sein und sollten die grundlegenden Aspekte der Medizin- und Pflegeethik umfassen. Für die Mitglieder der Ethik-Komitees sollte zusätzlich die Theorie und Methodik der Fallbesprechung (Ethikberatung) thematisiert werden, sodass die Ethikberatung mittelfristig von den Mitgliedern des EKA selbst übernommen werden kann.

5.4.3 Ethikberatung

Bei der Ethikberatung wird das Setting auf Grund der unterschiedlichen Zusammensetzung der EKAs etwas anders sein als im Krankenhaus. Aber auch hier gilt es, alle Beteiligten für einen definierten Zeitraum aus der Alltagspraxis herauszulösen und den ethischen Entscheidungskonflikt geleitet und nach einem geeigneten Verfahren zu einem Ergebnis zu bringen.

Frau Schmidt ist 91 Jahre alt und lebt seit fünf Jahren im Altenpflegeheim. Sie war zum Zeitpunkt des Einzuges trotz einer Linksherzinsuffizienz ein recht rüstiger, lebensfroher Mensch und integrierte sich schnell. Vor drei Jahren setzte eine demenzielle Veränderung ein, die sich im letzten Jahr beschleunigte. In der Folge zog sie sich immer mehr in sich zurück und verlor nach und nach den Bezug zum sozialen Leben im Wohnbereich. Seit kurzem wird Frau Schmidt von ihrer Tochter rechtlich betreut. Mittlerweile ist es nicht mehr möglich, mit Frau Schmidt über ihre Situation zu sprechen. Sie wirkt teilnahmslos und depressiv und ist kaum noch zum Essen und Trinken zu bewegen. Die Pflegenden haben das Gefühl, dass sie manchmal überhaupt nicht mehr versteht, was sie mit der angebotenen Nahrung tun soll. An manchen Tagen geht es wiederum ganz gut.

In den letzten Wochen hat sie deutlich an Gewicht verloren. Auf Grund der sommerlichen Temperaturen verschlimmert sich ihr Zustand, sie ist mehr und mehr somnolent. Die Wohnbereichsleitung sieht nun Handlungsbedarf und konsultiert den Hausarzt. Dieser verordnet zunächst subkutane Infusionen zur Flüssigkeitssubstitution.

Der Hausarzt kann das Anliegen der Wohnbereichsleitung nachvollziehen und würde Frau Schmidt lieber heute als morgen in eine Klinik verlegen, damit dort eine PEG-Sonde gelegt werden kann. Die Tochter jedoch kann sich nicht zu einer Einwilligung durchringen, zumal sie deutliche Erinnerungen an zahlreiche Gespräche mit ihrer Mutter hat, in denen sie ihre Angst vor dem Leben in pflegebedürftiger Abhängigkeit geschildert hat. Der Hausarzt verlangt eine gerichtliche Entscheidung, ob die PEG-Sonde gelegt werden soll. Die Pflegenden im Wohnbereich sind skeptisch. Eigentlich, so sagen einige, hatte sie doch ihr Leben. Warum soll man ihr Sterben künstlich verlängern? Andere sind der Meinung, man dürfe die Bewohnerin nicht „verhungern und verdursten" lassen.

Zur Ethikberatung sollten sich alle beteiligten Parteien in einem ungestörten Umfeld zusammenfinden, um den Entscheidungskonflikt zu klären. Öfter als in der Klinik nehmen rechtliche Betreuer oder Vorsorgebevollmächtigte an der Ethikberatung teil, was daran liegt, dass sich die Entscheidungssituationen meist auf Personen beziehen, die seit längerer Zeit rechtlich betreut oder begleitet werden.

Schwieriger hingegen ist es, Hausärzte zu motivieren, an Ethikberatungen teilzunehmen. Dies ist in erster Linie organisatorisch begründet, da es für viele Hausärzte schwer ist, während der Praxisöffnungszeiten an einer Ethikberatung teilzunehmen. Darüber hinaus ist das Verfahren der Ethikberatung bei niedergelassenen Ärzten noch relativ unbekannt, so dass auch Misstrauen oder Ablehnung eine Rolle spielen können. Vor diesem Hintergrund muss noch Überzeugungsarbeit geleistet werden, um die Akzeptanz bei denen zu stärken, die bisher nicht von den Angeboten eines Ethik-Komitees profitiert haben.

Im Fall von Frau Schmidt wäre es sicherlich sinnvoll, wenn der Hausarzt an der Beratung teilnehmen könnte, da dieser auf die Anlage einer PEG-Sonde drängt. Die Erfahrung von Ethikberatungen zeigt, dass oft auch fundamental verschiedene Positionen überwindbar sind.

Das Ergebnis einer Ethikberatung im Falle von Frau Schmidt wäre aller Wahrscheinlichkeit nach die (dringende) Empfehlung zum Verzicht auf eine PEG-Sonde. Der Hauptgrund dafür sind die Angaben der Tochter zum mutmaßlichen Willen der Bewohnerin. Wichtig dabei ist, dass die Tochter als rechtliche Betreuerin in der Ethikberatung „belastbare" Angaben zum mutmaßlichen Willen (→Patientenverfügung, Patientenwille) machen kann, d.h. es sollte mehrere Hinweise geben, die möglichst auch von verschiedenen Personen vorgebracht werden.

Falls sich dies in der Ethikberatung entsprechend darstellen lässt, kann das Ergebnis der Beratung nur der Verzicht sein. Der von einigen Pflegenden ins Spiel gebrachte Begriff des „Verhungerns und Verdurstens" [→Kap. 5.6.1] trifft die Situation des autorisierten Verzichts auf künstliche Ernährung nicht, da dieser freiwillig erfolgt und durch spezielle Pflegemaßnahmen (Mundpflege, Eiswürfel lutschen etc.) keine entsprechende Symptomatik entstehen muss. Wenn eine Therapie bei weiterhin bestehender medizinischer →Indikation beendet wird, so findet sich dazu auch der Begriff des „technischen Behandlungsabbruchs".

Neben der Ethikberatung und den Fortbildungen gehören wie in der Klinischen Ethik das Entwickeln und Implementieren von Leitlinien zum Aufgabenbereich eines EKA. Das im Fall von Frau Schmidt beschriebene Problem der Anlage einer PEG-Sonde ist wohl derzeit das häufigste ethische Entscheidungsproblem in der Altenpflege. Aus diesem Grund ist hier exemplarisch die Anwendung einer Musterleitlinie zur Entscheidungsfindung bei fraglicher Indikation zur künstlichen Ernährung dargestellt.

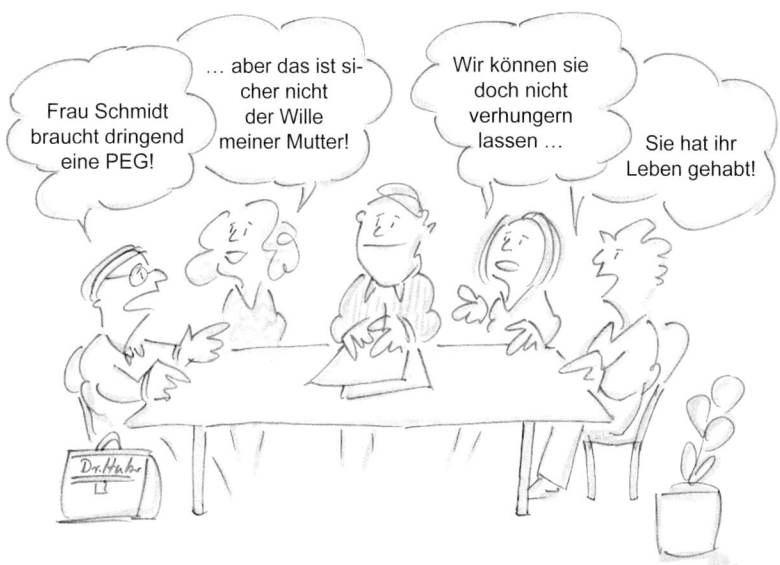

5.4.4 Leitlinie zur Entscheidungsfindung bei fraglicher Indikation zur künstlichen Ernährung nach EMMA

Name: Roswitha Schmidt
Geburtsdatum: 12.5.1919
Diagnose: Linksherzinsuffizienz, Demenzielles Syndrom, Dehydration und Mangelernährung

I. Medizinische Aspekte

1. Wie lautet die medizinische Indikation?
Dehydration, Mangelernährung, Demenzielles Syndrom (fortgeschrittenes Stadium), Nahrungsverweigerung

....
....
....

2. Was ist das Ziel der Maßnahme?

	ja	nein	unklar
Lebenserhalt	X		
Verbesserung der Lebensqualität			X

3. Über welchen Zeitraum soll die künstliche Ernährung erfolgen?

	ja	nein	unklar
Zeitlich unbegrenzt	X		

Wenn zeitlich begrenzt, bis zu welchem Zeitpunkt?

....
....
....
....
....

4. Gibt es Zweifel an der Indikation?

Fraglich ist, ob die Anlage einer PEG-Sonde nicht einen unaufhaltsamen demenziellen Prozess auf unzumutbare Weise in die Länge zieht. D.h. es stellt sich die Frage, ob die Patientin einen subjektiven Nutzen von der potenziell mit der Maßnahme gewonnenen Lebenszeit hat.
....

II. Nutzen/Risiken für den Patienten

	ja	nein	unklar
1. Muss eine adäquate Ernährung über eine künstliche Ernährung gesichert werden?	x		
2. Wäre eine orale Nahrungszufuhr alternativ möglich?		x	
3. Dient die künstliche Ernährung tatsächlich dem Patienten, oder soll sie mögliche Probleme der Angehörigen, der behandelnden Ärzte oder der Pflegenden erleichtern?			x
4. Fördert die künstliche Ernährung nachweislich das Wohlbefinden des Patienten?			x

5. Welche Komplikationen sind bei einer künstlichen Ernährung mit Blick auf die Grunderkrankung des Patienten zu berücksichtigen?

Da die Patientin an einem fortgeschrittenen demenziellen Syndrom leidet, wird sie den Sinn der Maßnahme nicht verstehen. Insofern kann nicht ausgeschlossen werden, dass sie den Betrieb der PEG-Sondenanlage nicht tolerieren wird. Eine Fixierung muss daher in Betracht gezogen werden. Die Fixierung ist als Einschränkung der Lebensqualität zu bewerten. .

III. Erklärter oder mutmaßlicher Wille/Stellvertreter

	ja	nein	unklar
1. Ist der Patient einwilligungsfähig?		x	
Wenn ja, ist der Patient aufgeklärt?			
Wenn ja, hat der Patient eingewilligt?			
Wenn nein, gibt es eine Patientenverfügung ...		x	

....

....

....

....

	ja	nein	unklar
... oder Hinweise auf den mutmaßlichen Willen?	x		

Die Tochter gibt an, dass ihre Mutter zu verschiedenen Zeitpunkten immer wieder betont hatte, dass sie Angst vor dem Leben in pflegerischer Abhängigkeit gehabt habe. Vor diesem Hintergrund ist die Tochter sicher, dass Frau Schmidt die Anlage einer PEG-Sonde nicht gewollt hätte

....

....

....

	ja	nein	unklar
2. Gibt es einen Bevollmächtigten/Betreuer?	x		

Ursula Schmidt (Tochter), rechtliche Betreuerin

....

....

....

....

	ja	nein	unklar
Wenn ja, ist er aufgeklärt?	x		
Wenn ja, hat er eingewilligt?		x	
3. Wurden weitere nahestehende Personen zur Problematik befragt?		x	

Es gibt keine weiteren nahestehenden Personen, die befragt werden könnten

....

....

IV. Empfehlung zur Durchführung

	ja	nein
1. Künstliche Ernährung/Flüssigkeitsgabe über PEG-Sonde		x
2. Künstliche Ernährung/Flüssigkeitsgabe über transnasale Sonde		x
3. Parenterale künstliche Ernährung/Flüssigkeitsgabe über venösen Zugang		x
4. Flüssigkeitsgabe subkutan	x	

Begründung: Auf Grund der Angaben der Tochter zum Willen muss davon ausgegangen werden, dass Frau Schmidt der Anlage einer PEG-Sonde nicht zugestimmt hätte. Die Durchführung von subkutanen Infusionen zur Flüssigkeitssubstitution ist davon ausgenommen. Diese darf jedoch nur erfolgen, wenn sie zur Behebung kurzfristiger Dehydrationszustände gedacht ist, um die Vigilanz der Patientin zu steigern. Sie darf nicht als dauerhafte Maßnahme mit dem Ziel der Lebensverlängerung durchgeführt werden.

....

....

....

....

Hinweis: Bei nicht vorhandener Dysphagie ist in jedem Fall auf ein angemessenes Angebot an Speisen und Getränken zu achten!

Erläuterung zu der Leitlinie

Die Anwendung der Leitlinie auf den Fall von Frau Schmidt zeigt, wie damit ein Entscheidungsprozess gelenkt werden soll. Die Leitlinie gibt ein kommunikatives Verfahren in vier Schritten vor, ohne dass dabei die Anwesenheit eines Ethikberaters oder Mitglied des Ethik-Komitees notwendig wäre.

Im **I. Schritt** werden **medizinische Aspekte** diskutiert. Zunächst wird mehr oder weniger formal die Frage der →Indikation gestellt. Darauf folgen Fragen nach der Zielsetzung der Maßnahme, dem anvisierten Zeitraum und nach möglichen Zweifeln an der Indikation.

Frau Schmidt leidet an Demenz in fortgeschrittenem Stadium und in diesem Kontext nimmt sie aus unbekannten Gründen kaum noch Flüssigkeit und Nahrung zu sich. Da es sich bei der Demenz um eine fortschreitende, nicht heilbare Krankheit handelt und sich Frau Schmidt bereits in einem fortgeschrittenen Stadium befindet, muss, sofern man von einer klaren Indikation ausgeht, die künstliche Ernährung als Dauereinrichtung betrachtet werden. Allerdings lassen sich Zweifel an der Indikation durchaus formulieren. Zudem ist der Begriff der „Nahrungsverweigerung" nicht passend, da „Verweigerung" danach klingt, als sei es nicht legitim, Nahrung abzulehnen [→Kap. 5.8.2]. Das gilt sowohl für demenziell erkrankte als auch für demenziell nicht erkrankte Bewohner.

Auf Grund des fortschreitenden Charakters der Erkrankung ist davon auszugehen, dass sich die Situation für Frau Schmidt nicht mehr verbessern und die Erkrankung letztlich zum Tode führen wird. Insofern stellt sich die Frage, ob der durch die künstliche Ernährung und Flüssigkeitsversorgung bewirkte verlängerte Krankheitsverlauf im Interesse der Patientin ist.

Im **II. Schritt** werden **Nutzen und Risiken** im Hinblick auf die Indikation, die Alternativen, auf andere relevante Motive, das Wohlbefinden der Patientin und mögliche Komplikationen diskutiert.

Eine ausreichende Ernährung von Frau Schmidt ist dauerhaft realistischerweise nur noch über eine PEG-Sonde möglich. Die Frage, ob alternativ orale Ernährung möglich sei, ist zumindest weitgehend zu verneinen. Zwar gelingt es hin und wieder, ihr gewisse Mengen Nahrung und Flüssigkeit „einzuflößen", jedoch reichen diese Mengen nicht aus. Die Frage, ob die künstliche Ernährung der Bewohnerin dient oder eher den Pflegenden als Pflegeerleichterung oder den Ärzten als Möglichkeit zur Sicherstellung einer adäquaten Ernährung, ist schwierig zu beurteilen und wird im konkreten Fall sicher kontrovers diskutiert werden.

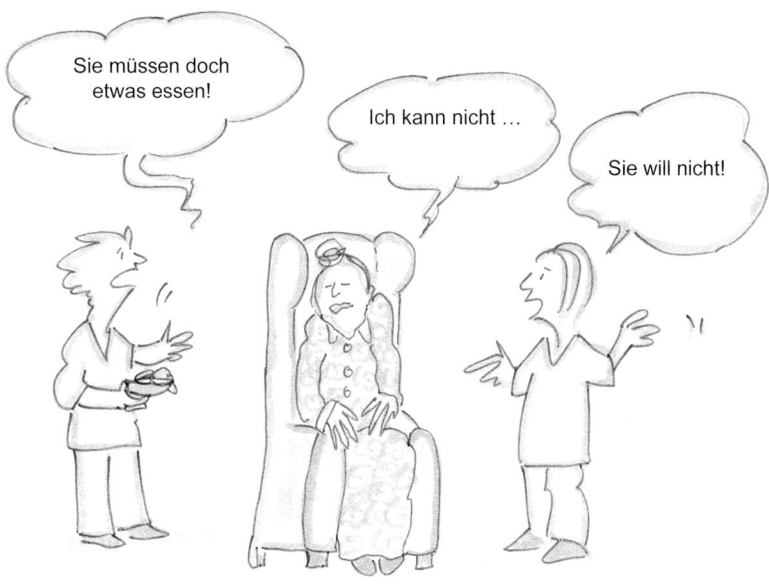

Ob die künstliche Ernährung dem Wohlbefinden der Bewohnerin dient, muss eher verneint werden, da der eigentliche Leidensdruck weniger von der Dehydration oder der Mangelernährung herrührt, sondern vielmehr durch das fortgeschrittene demenziellen Syndrom verursacht wird. Im Gegenteil: Möglicherweise wird Frau Schmidt, weil sie den Sinn der PEG-Sonde nicht versteht, diese als störend empfinden und versuchen, sie zu entfernen. Hinzu kommen die üblichen möglichen Komplikationen einer dauerhaften Ernährung über PEG-Sonden.

Im **III. Schritt** werden die Aspekte des **erklärten oder mutmaßlichen Willens** bzw. die Fragen nach legitimierten **Stellvertretern** geklärt. Die Bewohnerin ist auf Grund ihrer fortgeschrittenen Demenz nicht mehr einwilligungsfähig und kann insofern weder aufgeklärt werden noch einwilligen. Eine →Patientenverfügung liegt nicht vor. Es gibt allerdings Hinweise auf den mutmaßlichen →Willen. Die Tochter berichtet von mehreren Gesprächen, in denen ihre Mutter von ihrer Angst gesprochen habe, die sie vor schwerer Pflegebedürftigkeit und habe. Die Tochter als rechtliche →Betreuerin ist aufgeklärt, wollte bisher dem Eingriff auf Grund des mutmaßlichen Willens aber nicht zustimmen.

Schließlich folgt im **IV. Schritt die Empfehlung** für das weitere Vorgehen. Im Fall von Frau Schmidt würde die Empfehlung des Ethik-Komitees in die Richtung gehen, dass von einer künstlichen Ernährung über eine PEG-Sonde abzusehen ist, da der Nutzen der Ernährung fraglich und die Wahrscheinlichkeit von Abwehrreaktionen hoch sind. Ausschlaggebend für den Verzicht ist in erster Linie jedoch die fehlende Einwilligung der Tochter, die sich auf den mutmaßlichen Willen ihrer Mutter stützt. Gleiches gilt für die Ernährung über eine transnasale Sonde und über die parenterale Ernährung über einen venösen Zugang. Eine gerichtliche Überprüfung der geplanten Entscheidung der Tochter setzt ein Therapieangebot des Hausarztes voraus, dem Frau Schmidt mit Verweis auf den Patientenwillen nicht zustimmt. Nur in einem solchen Konfliktfall ist die gerichtliche Überprüfung vorgesehen.

Subkutane Flüssigkeitssubstitution kann ggf. angezeigt sein, um so kurzzeitige starke Dehydrationszustände zu überwinden, die zur Somnolenz der Bewohnerin führen – sofern Frau Schmidt sie aktuell toleriert. Die subkutane Flüssigkeitssubstitution darf jedoch keine dauerhafte Maßnahme sein, da diese in gleicher Weise durch den mutmaßlichen Willen als nicht autorisiert zu gelten hat.

Am Ende folgt der Hinweis darauf, dass unabhängig vom Ausgang des Entscheidungsprozesses in jedem Fall Speisen und Getränke angeboten werden müssen. Ein Verzicht auf künstliche Ernährung schließt keinesfalls den Verzicht auf das Angebot der oralen Ernährung mit ein.

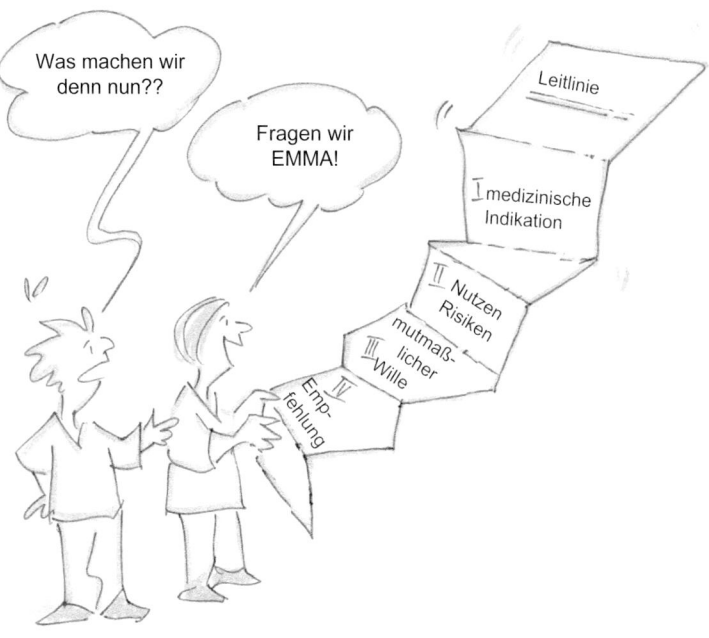

5.4.5 Spezifische Organisationsform von EKAs

Meist sind EKAs nicht nur für eine, sondern für mehrere Einrichtungen zuständig. Insbesondere kleinere Häuser mit wenigen Wohnplätzen werden sich die Frage nach der für sie geeigneten Form der Etablierung von Ethikberatung stellen. Deshalb sind EKAs oft für mehrere Einrichtungen eines Trägers oder einer Region zuständig. Im Raum Frankfurt am Main z.B. arbeiten zwei Ethik-Komitees innerhalb eines lokalen Netzwerkes und sind für die rund vierzig Frankfurter Einrichtungen der stationären Altenhilfe zuständig. Denkbar sind auch Komitees auf Trägerebene, die sowohl für die klinische als auch für die heimpflegerische Versorgung zuständig sind.

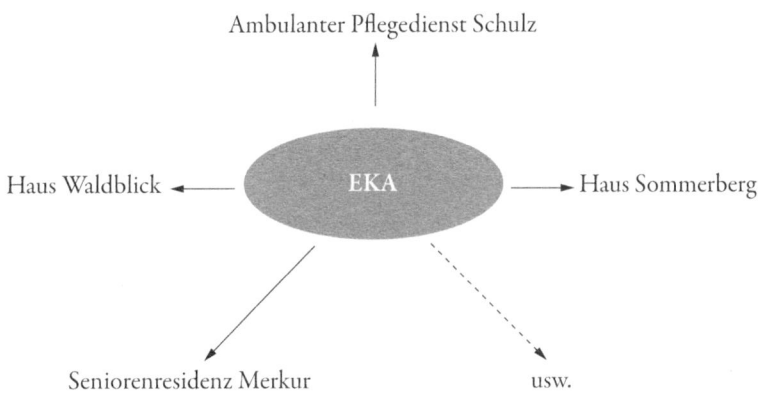

Beispiel für die Organisationsstruktur eines einrichtungs- bzw. trägerübergreifenden EKA

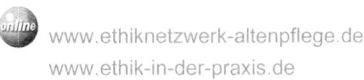

www.ethiknetzwerk-altenpflege.de

www.ethik-in-der-praxis.de

5.5 Weitere Organisationsformen der Ethik in Kliniken und Pflegeeinrichtungen

Neben dem Klinischen (und dem nichtklinischen) Ethik-Komitee gibt es einige weitere Organisationsformen, die ebenfalls zur moralischen Integrität eines Krankenhauses oder einer Pflegeeinrichtung beitragen sollen: Der Ethik-Konsiliardienst, der Ethik-Liaisondienst, der Ethik-Arbeitskreis und das Ethik-Café.

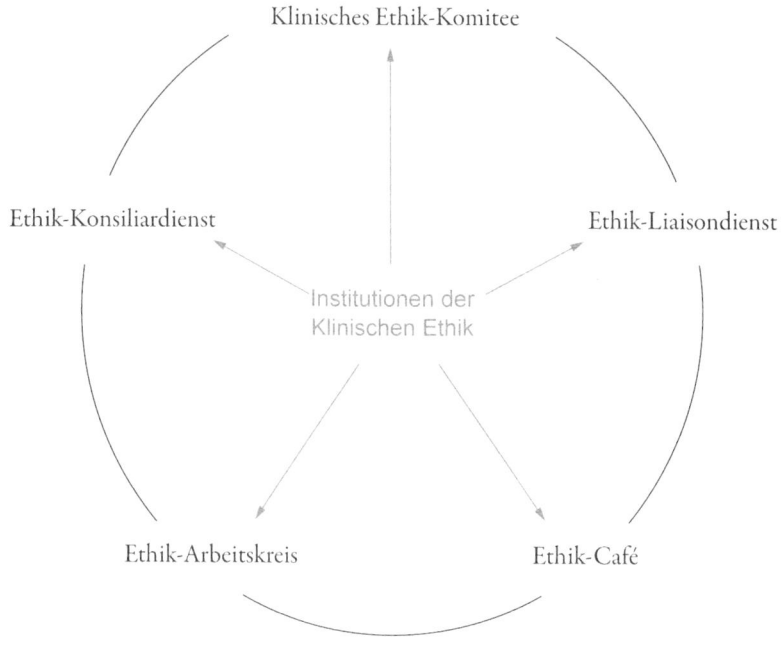

Institutionen der Klinischen Ethik

5.5.1   Ethik-Konsiliardienst

Der Ethik-Konsiliar- oder auch Konsultationsdienst unterscheidet sich vom Klinischen Ethik-Komitee in erster Linie dadurch, dass es sich um eine einzelne Person handelt, die in Analogie zu einem ärztlichen Konsil zu einer kritischen Situation hinzugezogen wird. Der Konsiliarius erfüllt dabei die Rolle des Ethikberaters. Grundsätzlich hat der Konsiliardienst die gleiche Funktion wie ein Klinisches Ethik-Komitee, d.h. er berät, organisiert Fortbildungen und erstellt und implementiert Leitlinien. Meist handelt es sich um einen Philosophen, Ethiker oder Theologen mit medizinisch-pflegerischen Grundkenntnissen, um einen Arzt oder eine Pflegeperson mit medizinethischer Zusatzausbildung.

Der Vorteil eines Konsiliardienstes liegt in der unmittelbaren Erreichbarkeit, da der Konsiliarius zu definierten Zeiten in der Klinik telefonisch oder über einen Pieper, ggf. auch am Wochenende oder rund um die Uhr erreichbar ist und sich nicht erst aus seinem regulären Arbeitskontext herauslösen und mit anderen KEK-Mitgliedern koordinieren muss. Ein Nachteil liegt darin, dass eine Einzelperson auch immer eine einzelne Perspektive einnimmt. Die Integration von Ethikberatern in ein Ethik-Komitee führt zur sehr wünschenswerten Erweiterungen der Perspektive und durch die kommunikative Rückbindung an die Mitarbeiter der verschiedenen Abteilungen und Kliniken auch zur Legitimation des Ethikberaters.

5.5.2 Ethik-Liaisondienst

Der Ethik-Liaisondienst zeichnet sich dadurch aus, dass ein Ethikberater dauerhaft mit einer bestimmten Station oder einem bestimmten Bereich in einer Klinik „liiert" ist. In diesem Falle muss die Ethikberatung bei einem bestehenden Entscheidungskonflikt nicht erst angefordert werden. Der Ethikberater ist bereits vor Ort und kann eine anstehende oder potenziell anstehende Entscheidungssituation thematisieren, bevor sie als intra- oder interpersoneller Konflikt in Erscheinung tritt. Insofern ist der Ethik-Liaisondienst darauf ausgerichtet, präventive Fallberatung [→Kap. 5.1.2] durchzuführen.

Der Ethikberater nimmt in regelmäßigen Abständen an Visiten, Dienstübergaben o.ä. teil und begleitet auf diese Weise die medizinisch-pflegerische Alltagspraxis. Aktiv wird er erst, sobald sich aus seiner Sicht eine ethische Fragestellung ergibt, etwa wenn es um Fragen der Therapiebegrenzung oder um die Auslegung einer →Patientenverfügung geht.

Liaisondienste sind besonders dort sinnvolle Ergänzungen des medizinisch-pflegerischen Angebots, wo sich derartige Fragestellungen häufig stellen, etwa auf Intensivstationen oder in onkologischen Bereichen.

Eine Stärke eines zeitnahen Liaisondienstes ist der präventive Charakter des Angebots.

5.5.3 Ethik-Arbeitskreis

Die am wenigsten institutionalisierte Form der Klinischen Ethik ist der Ethik-Arbeitskreis, der meist ohne fest definierte Mitgliedschaft, ohne Satzung oder Geschäftsordnung ähnliche Ziele erfolgt wie das Ethik-Komitee oder der Konsiliardienst. Dabei werden teilweise auch die drei zentralen Aufgaben eines KEK realisiert [→Kap. 5.1].

In der Regel beschränkt sich die Arbeit des Arbeitskreises jedoch auf spezielle Themen oder einen bestimmten Bereich in einer Klinik. Dabei kann das Erarbeiten einer Leitlinie, eines Fortbildungsformates oder einfach der allgemeine Austausch über ethische Fragen der beruflichen Alltagspraxis im Vordergrund stehen. Zuweilen konstituiert sich ein Arbeitskreis als Gremium zur Vorbereitung der Gründung eines Ethik-Komitees.

Ein umfassender Überblick über zahlreiche bestehende Ethik-Komitees, Konsiliar- und Liaisondienste und ihre Arbeitsweise findet sich im Internetportal für Ethikberatung im Gesundheitswesen von Mitgliedern der Arbeitsgruppe „Ethikberatung im Gesundheitswesen" innerhalb der Akademie für Ethik in der Medizin (AEM).

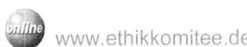 www.ethikkomitee.de

5.5.4 Ethik-Café

Das Ethik-Café oder auch Ethik-Forum, Ethik-Salon etc., hat wie der Ethik-Arbeitskreis eine wenig institutionalisierte Form. Es geht darum einen „geschützten Raum" für Mitarbeiter von Kliniken und Pflegeeinrichtungen zu bieten, in dem die ethischen Fragen der Alltagspraxis niedrigschwellig und ohne vorgegebene Systematik zu Sprache gebracht werden können. Dabei werden keine bestimmten Arbeitsziele verfolgt. Es geht zunächst um das bloße Erzählen und dann ggf. auch um das Entwickeln von Strategien, mit den moralischen Belastungen des beruflichen Alltags umzugehen. Über retrospektive Fallbesprechungen können grundlegende ethische Aspekte erörtert werden. Ethik-Cafés haben folglich supervisorische und fortbildende Zwecke.

5.6   Was die Klinische Ethik kann und was nicht

Nicht immer herrscht in Kliniken und Pflegeeinrichtungen Klarheit darüber, was Ethik-Komitees sind und was sie leisten können. Tatsächlich ist es in der Praxis z.T. schwierig, das Tätigkeitsprofil eines Ethik-Komitees gegenüber expliziten oder impliziten Erwartungen abzugrenzen. Abzugrenzen sind Klinische Ethik-Komitees gegenüber

- klinischen Ethikkommissionen,
- Supervisions- oder Balintgruppen,
- dem Verfahren der Konfliktmediation
- Klinik- oder Heimseelsorge etc.

Die Nähe zur **Ethikkommission** ergibt sich in erster Linie aus der Ähnlichkeit des Namens. Ethikkommissionen gibt es meist an Universitätskliniken. Sie sind zuständig für die Begutachtung von Forschungsvorhaben nach dem Arzneimittelgesetz (AMG) oder Medizinproduktegesetz (MPG), die an Menschen (oder auch an Tieren) durchgeführt werden sollen, während Ethik-Komitees beratend für aktuelle Behandlungsfragen zuständig sind.

Eine Forschungsethikkommission einer Medizinischen Fakultät oder Landesärztekammer überwacht die Einhaltung des rechtlichen Rahmens für klinische Forschung. Bei der Durchführung einer Studie kann es im Einzelfall mitunter zu ethischen Konflikten kommen, für die dann eine Ethikberatung eines Ethik-Komitees hilfreich ist. An Ethikkommissionen werden formale Anträge gestellt, die nach Sichtung der Unterlagen zentral und verbindlich entschieden werden. Ethikberatung ist ein eher dezentrales Verfahren, bei dem Ethikberater vor Ort einen diskursiven Entscheidungsprozess begleiten und mit Fachwissen anreichern, an dessen Ende eine Empfehlung steht.

Supervisions- oder **Balintgruppen** sind dauerhafte oder zeitlich begrenzte Gruppen, die sich nach einer bestimmten Systematik mit den Problemen (Rollen- und Beziehungsdynamik) der beruflichen Alltagspraxis befassen. Dabei spielen sowohl subjektive Belastungs- und Bewältigungsprobleme als auch organisatorische Aspekte eine Rolle.

Beim Verfahren der **Konfliktmediation** geht es um die moderierte Aufarbeitung von Konflikten in der beruflichen Alltagspraxis nach einer bestimmten Systematik. Die Abgrenzung der Ethikberatung ist insofern schwierig, als sie sowohl supervisorische als auch konfliktmediative Funktion haben kann, wenngleich in einem sehr verengten, auf Fragen der Ethik reduzierten Ausmaß.

Aus dieser „Nähe" der Ethikberatung zu den angedeuteten Verfahren resultiert in der Praxis auch eine entsprechende Erwartung an die Ethikberatung bzw. die Arbeit eines Ethik-Komitees, sodass immer wieder Konflikte zwischen Kollegen, Kommunikations- oder Bewältigungsprobleme thematisiert werden.

Im Fallbeispiel von Frau Schmidt [→Kap. 5.4.2] lassen sich diese Aspekte erahnen: Es besteht zum einen ein interpersoneller Konflikt zwischen dem Hausarzt, der für die Anlage einer PEG-Sonde votiert, und den meisten Pflegenden, die dagegen sind.

Eine weitere Eskalation des Konflikts ist denkbar, sodass die Ethikberatung als Verfahren praktisch automatisch mediative Funktion hat. Darüber hinaus kann sich eine solche Konfrontation verstetigen und zu Störungen im Beziehungsgefüge eines Arbeitsbereichs führen. Auch solche „atmosphärischen Störungen" haben erheblichen Einfluss auf die Ethikberatung.

Die Hauptfunktion der Ethikberatung liegt jedoch in der richtigen Entscheidung für den Bewohner bzw. Patienten. Dieses Ziel nicht aus den Augen zu verlieren, ist eine der zentralen Aufgaben des Ethikberaters. Er muss dafür sorgen, dass in der Ethikberatung nicht die Konflikte und Beziehungsprobleme und die daraus resultierenden Reibungsverluste im Team in den Vordergrund gestellt werden, ohne sich diesen Themen jedoch komplett zu verschließen.

Wichtig ist die Abgrenzung der Ethikberatung zur Konfliktmediation,

- weil die Ethikberatung ein anderes Ziel hat als Supervision bzw. Konfliktmediation
- weil die in der Supervision bzw. Konfliktmediation thematisierbaren Aspekte weit über das Themenspektrum der ethisch relevanten Entscheidungsprobleme hinausgehen
- weil der Ethikberater i.d.R. nicht die fachliche Kompetenz zur Supervision bzw. Konfliktmediation hat

Die **Seelsorge** dient in Kliniken und Pflegeeinrichtungen der spirituellen und („pastoral-")psychologischen Begleitung von Patienten, Bewohnern und deren Angehörigen. Anders als bei der Supervision bzw. Konfliktmediation gibt es im Hinblick auf die Seelsorge praktisch keine Überschneidung. Die scheinbare Nähe ergibt sich über das Thema „Sterben und Tod", das in beiden Bereichen eine zentrale Rolle spielt. Bei der Ethikberatung wird jedoch die spezifische Rolle der Medizin und der Pflege in Entscheidungssituationen thematisiert, während bei der Seelsorge der Patient und seine Angehörigen in einer existenziellen Situation begleitet werden. Unabhängig davon können Mitglieder der Klinikseelsorge u.a. durch ihre Eigenständigkeit von der Organisation wertvolle Beiträge in einem Ethik-Komitee leisten.

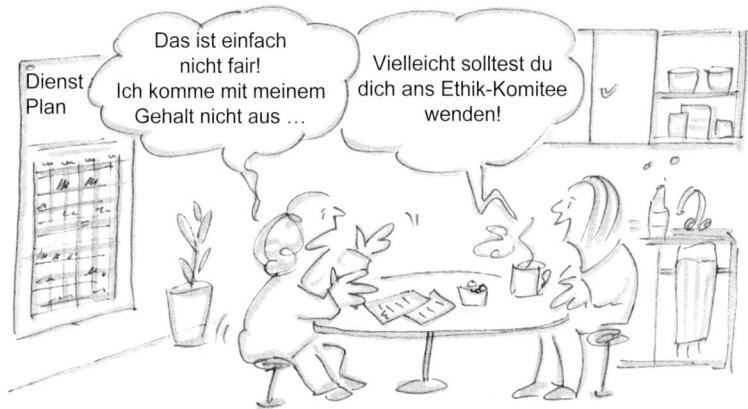

5.7 Der herrschaftsfreie Diskurs im Klinischen Ethik-Komitee

„Pflegende und Mediziner sehen die Dinge unterschiedlich." Diesem Allgemeinplatz würden die meisten Mitarbeiter in Krankenhäusern und Kliniken wohl zustimmen. Wenn Mediziner in sehr kritischen Fällen noch von Heilungschancen sprechen, gehen Pflegende oft schon davon aus, dass die Fortsetzung von Therapien nur noch Leidensverlängerung bedeutet.

Tatsächlich deuten Studien darauf hin, dass Pflegende und Mediziner insbesondere in ethischen Fragen regelmäßig und regelhaft zu unterschiedlichen Einschätzungen kommen. Aus dieser Polarität entwickeln sich spezifische Konflikte, die oft in ritualisierter Form ablaufen bzw. auf typische Art und Weise an einem ethisch relevanten Entscheidungskonflikt aufbrechen können.

Vor diesem Hintergrund scheint das Verfahren der Ethikberatung als diskursives Verfahren grundsätzlich geeignet, diese Polarität produktiv nutzbar zu machen, da keine der Perspektiven falsch ist. Vielmehr ist das Gegenteil der Fall und die jeweils andere Seite kann als Korrektiv der eigenen perspektivischen „Verzerrung" dienen. Diese in der Praxis auftauchende Polarität wird notgedrungener Maßen auch insbesondere in den Klinischen Ethik-Komitees reproduziert. Dort kommt es darauf an, dass die jeweilige Berufsgruppe nicht immer nur als Anwalt der eigenen Kollegen in der Praxis fungiert.

Ziel der gemeinsamen Tätigkeit im Ethik-Komitee ist die Erweiterung der Perspektive der einzelnen Mitarbeiter, die das Ergebnis eines „herrschaftsfreien" Diskurses ist.

Verzerrt wird der „herrschaftsfreie" Diskurs jedoch häufig dadurch, dass es immer auch unterschiedliche hierarchische Stellungen und verschiedene Fähigkeiten zur Teilnahme am Diskurs gibt, die zusätzlich zwischen den Berufen ungleich verteilt sind. Das durchschnittliche ärztliche Mitglied eines Ethik-Komitees hat in der Regel gegenüber dem durchschnittlichen Kollegen aus der Pflege nicht nur einen größeren Entscheidungsspielraum, sondern auch ein höheres Bildungsniveau, verbunden mit einer größeren Erfahrung, in Gremien zu argumentieren und sich zu positionieren. Insofern bleibt der „herrschaftsfreie" Diskurs in einem Ethik-Komitee immer auch ein wenig Utopie.

Gleichzeitig ist die Möglichkeit seiner Realisierung aber notwendige Bedingung für die Arbeit eines interdisziplinären Ethik-Komitees, da dessen Arbeit nur Sinn ergibt, wenn die Mitglieder und die von ihnen vorgebrachten Argumente grundsätzlich gleichwertig sind. Daraus resultiert für die Geschäftsführung des KEK die Aufgabe, den Diskurs derart zu formen, dass er den Kriterien eines möglichst „herrschaftsfreien" Diskurses gerecht wird. Sinnvoll sind zudem spezielle Schulungsmaßnahmen für die Mitglieder.

„Herrschaftsfrei" bedeutet in diesem Kontext aber nicht regellos. Schon aus funktionalen Gründen müssen Regeln (Wer redet wie lange? Wer moderiert? Wer grenzt ggf. ein?) etabliert werden, sie müssen jedoch von allen Beteiligten akzeptiert werden.

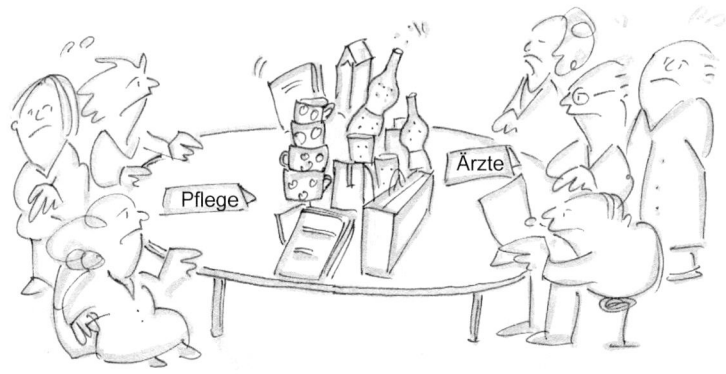

Klinische Ethikberatung findet am „rundenTisch" statt.

5.8 Sprache und Ethik im klinischen Kontext

Beispiel Eine Bewohnerin einer Pflegeeinrichtung leidet unter fortgeschrittener Demenz mit beginnender Schluckstörung. Im Gespräch mit der Hausärztin gibt die Tochter als rechtliche →Betreuerin zu bedenken, dass sie gerne den mutmaßlichen →Willen ihrer Mutter respektieren würde. Mehrfach hätte diese davon gesprochen, dass sie im Fall einer fortgeschrittenen Demenz oder von schweren Leidenszuständen nicht „über Schläuche" ernährt werden wolle.

Die Hausärztin würde den mutmaßlichen Willen grundsätzlich zwar akzeptieren, entgegnet aber: „Wir können ihre Mutter nicht verhungern und verdursten lassen. Deshalb muss sie eine PEG-Sonde bekommen." Die Tochter ist unsicher, schließlich willigt sie in die Anlage einer PEG-Sonde ein. Doch ihre Bedenken bleiben bestehen: Ist die Sondenernährung im Interesse der Mutter?

Warum kann die Angehörige das Problem nicht lösen?

Sie fühlt sich zweierlei →Normen verpflichtet. Zum einen will sie dem Recht ihrer Mutter auf Selbstbestimmung Geltung verschaffen, zum anderen will sie ihre Mutter natürlich nicht verhungern und verdursten lassen. Handelt es sich bei dieser Situation um ein unauflösbares →Dilemma, wie es im ersten Moment scheint? Oder sind es möglicherweise die Begriffe selbst, die das Dilemma erst erzeugen?

5.8.1 Die Begriffe „Verhungern" und „Verdursten"

Was bedeutet es eigentlich, wenn man sagt, dass jemand „verhungert" und „verdurstet"?

Ein wesentliches Merkmal dafür, was diese Begriffe „beschreiben", ist die Unfreiwilligkeit – mit Ausnahme des Hungerstreiks. Menschen verhungern, ohne dass sie das wollen. Zudem sind Verhungern und Verdursten mit Leiden verbunden. Der dauerhafte Mangel an Nahrung und Flüssigkeit wird mit „Verhungern" und „Verdursten" gleichgesetzt und führt zur Schwächung des Organismus, zu Lethargie, zu einer lebensbedrohlichen Krise und schließlich zum Tod. Vor diesem Hintergrund gilt es als schweres →moralisches Vergehen, jemanden verhungern und verdursten zu lassen.

In unserem Beispiel ist die Sachlage eine andere. Die Patientin hat zu einem früheren Zeitpunkt den Willen geäußert, dass sie unter bestimmten Voraussetzungen, im Fall einer fortgeschrittenen Demenz oder bei schweren Leidenszuständen, keine künstliche Ernährung wünscht. Es liegt also keine Unfreiwilligkeit vor. Die möglichen Symptome des Verzichts auf Nahrung und Flüssigkeit sind durch gute Pflege beherrschbar. Insofern ist auch kein Leidensprozess zu erwarten. Damit fehlen wesentliche Merkmale für Verhungern und Verdursten, auch wenn der Tod die Folge des Verzichts sein wird.

Die Begriffe werden hier also falsch verwendet. Sie wirken aber trotzdem, da sie im beschriebenen Sinne normativ, also wertend, aufgeladen sind. Die Tochter fühlt sich zu einer Einwilligung gedrängt, sie will sich keines schweren moralischen Vergehens schuldig machen. Doch das moralische Vergehen ist gebunden an die Begriffe „Verhungern" und „Verdursten". Das →Dilemma steht und fällt mit dem Gebrauch der Begriffe.

5.8.2 Die Begriffe „Verweigerung" und „Ablehnen"

Im Kontext von Essen und Trinken wird häufig der Begriff „Nahrungsverweigerung" verwendet. Er hat ebenfalls einen normativen Bedeutungsgehalt, der meist unerkannt bleibt. Eine Verweigerung wird allgemein als unangemessen angesehen, zuweilen als unrechtmäßig, nicht selten als Kampfmaßnahme. Die Verweigerung richtet sich gegen das Gemeinwohl, gegen vertragliche Vereinbarungen oder gegen allgemeine Pflichten. Daraus leitet sich die Rechtfertigung von Gegenmaßnahmen ab, um die Verweigerungshaltung zu brechen.

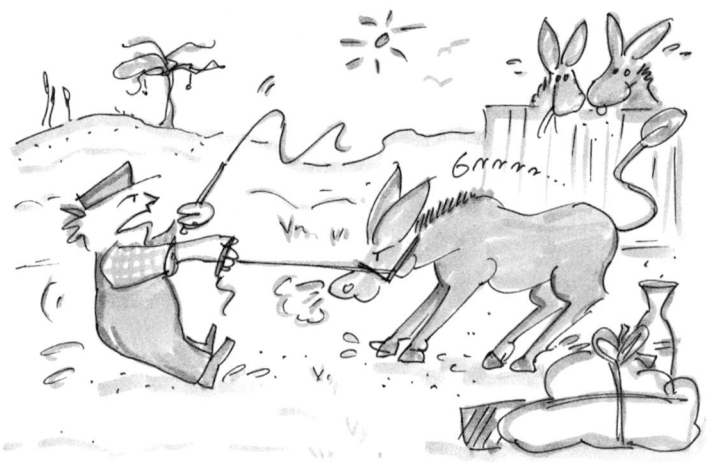

Lehnt ein Mensch es ab, zu essen und zu trinken, so senkt allein der Begriff der „Verweigerung" die Schwelle zur Rechtfertigung dafür, Gegenmaßnahmen einzuleiten. Auch im Falle der künstlichen Ernährung werden diese durch Macht und Zwang realisiert.

Dahinter verschwindet die Möglichkeit eines berechtigten Ablehnens, das sich als wohlüberlegte, im Voraus erfolgte Äußerung gestalten kann, aber auch als aktuelle, ggf. auch leibliche Äußerung.

5.9   Zusammenfassung: Ethikstrukturen in Klinik und Altenheim

Ethik-Komitees gibt es in Kliniken und Einrichtungen der stationären Altenpflege. Sie sind multidisziplinär zusammengesetzt. Sie arbeiten meist nach einer Satzung und Geschäftsordnung und organisieren Ethikberatungen und Fortbildungen und erarbeiten Leitlinien.

Die Praxis der Ethik-Fallberatung setzt die Kenntnis von Begründungsansätzen in der Ethik und den typischen ethischen Konflikten der Praxis voraus. Sie folgt dem Grundsatz: „Vom Gefühl zum Argument". Als theoretisches Leitmodell haben sich hierfür die vier Prinzipien nach Beauchamp/Childress als hilfreich erwiesen. Zur Durchführung von Ethik-Fallberatungen können Strukturelemente wie die Nimwegener Methode oder die Verfahrensanleitung nach EMMA hilfreich sein.

Nicht zu verwechseln sind Klinische Ethik-Komitees mit den Ethikkommissionen der medizinischen Fakultäten und Landesärztekammern, welche sich mit klinischen Studien im Rahmen der Forschung beschäftigen. Darüber hinaus gibt es andere Strukturen, wie Ethik-Arbeitsgrupen, Ethik-Cafés, Konsiliar- und Liaisondienste, die sich auf unterschiedliche Weise mit der Reflexion der medizinisch-pflegerischen Alltagspraxis und der Implementierung von Ethikstrukturen befassen. Klar abzugrenzen ist die Arbeit der verschiedenen Institutionen der Klinischen Ethik gegenüber den Verfahren der Supervision und Konfliktmediation und gegenüber der klinikseelsorgerischen Begleitung.

Ethikberatung dient sowohl in der Altenhilfe als auch in den Kliniken der Unterstützung des Personals in schwierigen Entscheidungs- bzw. Behandlungssituationen. Sie soll Entscheidungsprozesse hinsichtlich ihrer moralisch relevanten Anteile transparent machen und an moralisch reflektierten Kriterien ausrichten. Sie soll gewährleisten, dass „richtige" Entscheidungen in „guten" Entscheidungsprozessen getroffen werden. Dabei zielt Ethikberatung auf die Stärkung der ethischen Kompetenz des Einzelnen ab und trägt zur Qualitätssicherung in der Versorgung von Bewohnern und Patienten bei.

Ethik von A-Z

Altruismus

Im Gegensatz zum Egoismus ist der Altruismus (lat. *alter* = der andere) eine menschliche Haltung, welche die Befriedigung der Bedürfnisse, die Förderung des Glück anderer Menschen zum Ziel hat. Insbesondere im christlich-religiösen Kontext gilt der Altruismus als hohes moralisches Ideal.

Oft wird der Begriff der Selbstlosigkeit synonym verwendet. Doch an diesem Begriff zeigt sich eine problematische Dimension des Altruismus. Wenn die →Fürsorge eines Menschen für andere so weit geht, dass das Selbst verleugnet wird, lässt sie sich auf Dauer nicht durchhalten. Die Realisierung des Altruismus, d.h. die Befriedigung der Bedürfnisse und die Förderung des Glücks der Anderen ist auf Dauer nur dann möglich, wenn auch die eigenen Bedürfnisse befriedigt und das eigene Glück gefördert werden.

Aktive Sterbehilfe

→Sterbehilfe, Sterbebegleitung

Änderung des Therapieziels

→Therapiebegrenzung

Autonomie

Autonomie wird zunächst im Gegensatz zur Heteronomie (= Fremdbestimmung) als Freiheit oder Selbstbestimmung verstanden. Grundsätzlich kann man dabei zwischen Handlungs- und Willensfreiheit unterscheiden. **Handlungsfreiheit** beschreibt einen Zustand, in dem der Mensch alternative Möglichkeiten des Handelns hat, in dem er also die Wahl hat, auf die eine oder andere Weise oder überhaupt nicht zu handeln. **Willensfreiheit** beschreibt dagegen eine Fähigkeit, durch die ein Mensch eigene Vorstellungen entwickeln und eigene Ziele setzen kann, und zwar ohne dass es hierfür einen anderen Grund gibt als den Willen selbst.

Der →normative Begriff der Autonomie prägt eines der vier Prinzipien der biomedizinischen Ethik nach Beauchamp und Childress (→Prinzipienethik), den „Respekt vor der Autonomie". Aus diesem Prinzip folgt das Recht auf Selbstbestimmung eines Patienten oder Bewohners einer Pflegeeinrichtung. Pflegende und Ärzte haben die Verpflichtung, die Selbstbestimmung und die daraus folgenden (therapeutischen) Entscheidungen anzuerkennen. Diese Pflicht schließt auch mit ein, dass den Bewohnern oder Patienten alle für sie bedeutsamen Informationen in angemessener Weise (zum Beispiel in der ärztlichen Aufklärung) zugänglich gemacht werden müssen.

Das Recht auf Selbstbestimmung bleibt auch dann noch erhalten, wenn die faktische, tatsächliche Fähigkeit dazu zeitlich begrenzt oder dauerhaft nicht vorhanden ist [→Patientenverfügung]. Die Autonomie als normatives Prinzip muss folglich von der Autonomie als faktische Fähigkeit abgegrenzt werden. In den letzten Jahren hat das Prinzip des Respekts vor der Autonomie in der Pflege und Medizin gegenüber dem Fürsorgeprinzip [→Fürsorge] deutlich an Gewicht gewonnen.

Assistierter Suizid

Der assistierte Suizid (oder auch Beihilfe zur Selbsttötung [→Kap. 4.1.2] ist die Hilfe einer Person bei der Selbsttötung eines Patienten. Das Ziel der Maßnahme ist die Ermöglichung einer suizidalen Handlung eines Patienten. Die Tatherrschaft bleibt beim Patienten. Der assistierte Suizid ist ethisch umstritten, aber unter bestimmten Bedingungen nicht strafbar. Ärzten hingegen ist die Assistenz auf Grund standesrechtlicher Bestimmungen untersagt (Musterberufsordnung). Alltagssprachlich wird der Begriff oft fälschlicherweise mit dem Begriff der →aktiven Sterbehilfe gleichgesetzt.

Betreuungsrecht/Rechtlicher Betreuer

Wenn ein erwachsener Mensch seine Angelegenheiten ganz oder teilweise nicht besorgen kann und keine →Vorsorgevollmacht erteilt hat, so bestellt das Betreuungsgericht (auch Amtsgericht, bis 2009: Vormundschaftsgericht) einen rechtlichen Betreuer. Betreuung ist eine Form gesetzlicher Vertretung. Der Betreuer hat die Interessen des betreuten Menschen gegenüber unterschiedlichsten Stellen und Institutionen zu vertreten, z.B. gegenüber Gerichten, Behörden, Vermietern, Heimen oder Pflegeversicherungen.

Das Rechtsinstrument der rechtlichen Betreuung wurde 1992 als Schutzmaßnahme für psychisch Kranke, geistig Behinderte und weitere hilfebedürftige Menschen eingerichtet. Ein ehrenamtlich oder beruflich tätiger Betreuer kann für alle Angelegenheiten oder nur für bestimmte Aufgabenkreise (wie z.B. Gesundheitsangelegenheiten) beauftragt werden. Der Betreuer tritt bei einwilligungsunfähigen Patienten an deren Stelle und in dieser Situation ist der rechtliche Betreuer der Gesprächspartner für den behandelnden Arzt und die Pflegenden.

Der Betreuer muss vom Arzt anstelle des Betreuten aufgeklärt werden. Willigt er in eine vom Arzt vorgeschlagene Maßnahme ein, so ersetzt er damit die rechtlich erforderliche Einwilligung des Patienten. Der Betreuer muss die Maßnahme ablehnen, wenn sie dem mutmaßlichen oder erklärten →Willen des Betreuten widerspricht. Nur bei Dissens zwischen Arzt und Betreuer wird das Betreuungsgericht hinzugezogen.

Der Betreuer hat Wünschen des Betreuten zu entsprechen, soweit dies dessen individuellem Wohl nicht zuwiderläuft (§ 1901 BGB).

Betreuungsverfügung

Eine Betreuungsverfügung ist eine Möglichkeit, dem Gericht eine Person als rechtlichen Betreuer für den Fall einer Betreuungsbedürftigkeit vorzuschlagen.

Wenn keine →Vorsorgevollmacht vorliegt, wird vom Betreuungsgericht ein Betreuungsverfahren eingeleitet, bei dem die Hilfebedürftigkeit des Menschen geprüft wird. Bei festgestelltem Unterstützungsbedarf wird ein →Betreuer bestellt. Bei der Auswahl einer geeigneten Person als Betreuer berücksichtigt das Gericht den Wunsch des betroffenen Menschen, den dieser in der Betreuungsverfügung geäußert hat.

Die Betreuungsverfügung entfaltet nur dann Wirkung, wenn die Einrichtung einer rechtlichen Betreuung tatsächlich erforderlich wird (§ 1896 BGB).

Neben dem Wunsch zur Auswahl des Betreuers kann eine Betreuungsverfügung auch spezielle inhaltliche Wünsche enthalten. Somit kann sich eine möglichst schriftlich zu verfassende Betreuungsverfügung inhaltlich mit einer →Patientenverfügung überschneiden.

Bevollmächtigter (ggf. Vorsorgebevollmächtigter)

Ein automatisches Vertretungsrecht für nahe Angehörige oder Verwandte existiert in Deutschland nicht. Rechtsverbindlich entscheiden dürfen Angehörige und Vertrauenspersonen nur, wenn ihnen eine →Vorsorgevollmacht erteilt oder sie zum rechtlichen → Betreuer bestellt wurden.

Der Bevollmächtigte handelt im Auftrag und nach Vorgaben des Vollmachtgebers. Dieser Auftrag zur Rechtsvertretung wird in einer →Vorsorgevollmacht übertragen. Der Bevollmächtigte ist an den Willen des Vollmachtgebers gebunden, der mitunter auch in einer →Patientenverfügung festgelegt ist.

In bestimmten Angelegenheiten muss jedoch auch der Bevollmächtigte geplante Entscheidungen durch das Betreuungsrecht genehmigen lassen. So muss das Betreuungsgericht z.b. eine freiheitsentziehende Unterbringung und weitere freiheitsentziehende Maßnahmen genehmigen. Gleiches gilt bei unterschiedlichen Bewertungen des Patientenwillens zwischen behandelndem Arzt und Bevollmächtigtem. Eventuelle weitere Kontrollmöglichkeiten müssen in der Vollmacht genannt sein.

Dilemma

Ein Dilemma (gr. = zweigliedrige Annahme) oder auch Zwickmühle ist eine Entscheidungssituation, in der es zwei Handlungsoptionen gibt, die beide gleichermaßen zu unerwünschten Konsequenzen führen. Eine Dilemmasituation wird von den Betroffenen oft als ausweglose Situation wahrgenommen.

Ein moralisches Dilemma oder auch moralisch relevanter Entscheidungskonflikt liegt vor, wenn zwei zumindest auf den ersten Blick gleichwertige moralische Prinzipien einander widersprechen und es keine unproblematische Handlungsoption gibt.

Ein klassisches Dilemma ist das sog. Heinz-Dilemma (nach Lawrence Kohlberg):

Beispiel Eine Frau lag im Sterben. Es gab eine Medizin, von der die Ärzte glaubten, sie könne die Frau retten. Dies besondere Präparat hatte ein benachbarter Apotheker erst kürzlich entdeckt. Der Apotheker verlangte zehnmal mehr dafür, als ihn die Produktion gekostet hatte, nämlich 20.000 Dollar für eine kleine Dosis.

Heinz, der Ehemann der kranken Frau, sucht alle seine Bekannten auf, um sich das Geld auszuleihen, und er bemüht sich auch um eine Unterstützung durch die Behörden. Doch er bekommt nur 10.000 Dollar zusammen. Er erzählt dem Apotheker, dass seine Frau im Sterben liegt und bittet, ihm die Medizin billiger zu verkaufen bzw. ihn den Rest später bezahlen zu lassen. Doch der Apotheker weigert sich, da er mit seiner Entdeckung viel Geld verdienen möchte.

Heinz hat nun alle legalen Möglichkeiten erschöpft; er ist ganz verzweifelt und überlegt, ob er in die Apotheke einbrechen und das Medikament für seine Frau stehlen soll.

Wenn Heinz in die Apotheke einbricht, hilft er damit ggf. seiner Frau verletzt aber moralische und rechtliche Normen. Verletzt er die moralischen und rechtlichen Normen nicht, dann ist er auch nicht in der Lage seiner Frau zu helfen.

Tatsächlich sind viele Dilemmasituationen mit einer entsprechenden Begründung pragmatisch auflösbar. Heinz könnte z.B. den Einbruch durchführen und sich anschließend selbst anzeigen mit der Begründung, dass aus seiner Sicht der Lebensschutz für seine Frau schwerer wiegt als der Schutz des Eigentums Dritter, verbunden mit dem Angebot, die Kosten später zu begleichen.

Die →klinische Ethikberatung versucht pragmatische Lösungen für die in der klinischen Praxis ggf. auftretenden scheinbaren oder tatsächlichen Dilemmasituationen zu finden. Im Rahmen von →ethischen Fallbesprechungen werden zu Bildungszwecken oft moralische Dilemmata eingesetzt.

Einwilligungsfähigkeit

Einwilligungsfähigkeit beschreibt den Zustand einer Person, die in der Lage ist, in medizinisch-pflegerische Maßnahmen einzuwilligen. Wenn ein Mensch einwilligungsfähig ist, muss eine bestimmte geistige Leistungsfähigkeit vorhanden sein.

Für den Bundesgerichtshof liegt Einwilligungsfähigkeit vor, wenn Menschen nach ihrer geistigen und sittlichen Reife die Bedeutung und Tragweite des Eingriffs und der Einwilligung zu ihm erfassen können (BGH 1959, 811). Das ist anhand des konkreten Eingriffs und der individuellen Reife des einwilligenden Minderjährigen oder auch bei jedem anderen Patienten zu bestimmen.

Nach dem Prinzip der informierten Einwilligung (*„informed consent"*) muss ein Patient im Rahmen der Aufklärung (angemessen erläuterte Informationen) in der Lage sein, seine eigene Situation (Krankheitseinsicht) und die Notwendigkeit eines Eingriffs (Behandlungseinsicht) zu verstehen. Weiterhin muss der Patient die Folgen des Eingriffs bzw. des Verzichts auf den Eingriff abschätzen und bewerten können (Urteilsvermögen).

Einwilligungsunfähig ist derjenige, der wegen Unreife, Krankheit oder geistiger Behinderung nicht imstande ist, entscheidungsrelevante Sachverhalte, Folgen und Risiken medizinischer Maßnahmen zu verstehen, zu seiner persönlichen Lage in Beziehung zu setzen, das Für und Wider im Lichte seiner Werthaltung zu bewerten und daraus eine Willensentscheidung abzuleiten.

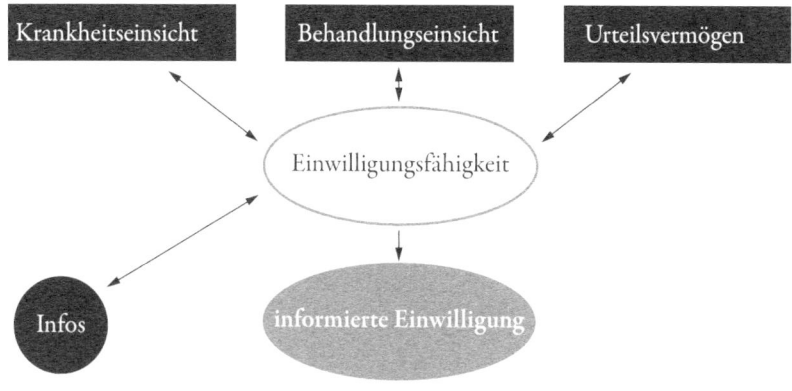

Einwilligungsfähigkeit und informierte Einwilligung

Die Einwilligungsfähigkeit ist nicht an die Geschäftsfähigkeit gebunden. So können Minderjährige und Kinder durchaus im Rahmen ihrer Möglichkeiten entscheidungsfähig sein, ohne dass sie geschäftsfähig sind.

Zur Feststellung der Einwilligungsfähigkeit sind keine standardisierten Testverfahren von der Rechtsordnung oder durch medizinische Fachgesellschaften festgelegt worden. Die Feststellung der Einwilligungsfähigkeit ist somit eine individuelle Entscheidung.

Einwilligungsfähigkeit ist nicht an eine feste Altersgrenze gebunden. Auch kann nicht von einer bestimmten Diagnose (z.B. Demenz) auf die Einwilligungsunfähigkeit geschlossen werden. Einwilligungsfähige Menschen sind zu reflektierten Willenserklärungen fähig. Aber auch Äußerungen auf verbale oder nonverbale Art (Lautäußerungen oder Äußerungen durch Mimik, Gestik oder Verhalten) eines einwilligungsunfähigen Menschen sind als natürlicher Willen vom Entscheidungsträger (→Bevollmächtigter oder →Betreuer) zu berücksichtigen.

Empathie

Empathie kann als Fähigkeit verstanden werden, sich in die (physische, psychische, soziale etc.) Lage anderer Personen zu versetzen. Empathie geht über ein bloßes Mitfühlen oder Mitleid hinaus.

Für Angehörige des Gesundheitswesens ist diese Fähigkeit von besonderer Bedeutung, weil sie oft mit Menschen in existenziellen Situationen zu tun haben. Für sie ist es wichtig, dass sie nicht nur als Symptom oder Krankheitsträger wahrgenommen werden, sondern als individuelle Menschen. Ein solches Wahrgenommenwerden erleichtert den Umgang mit ihrer Situation. Umgekehrt bedeutet das, dass sich „gute Pflege" nicht nur in der fehlerfreien Ausführung von Pflegehandlungen erschöpft, sondern dass diese in eine professionelle, aber emphatische Grundhaltung eingebettet ist.

Problematisch wird Empathie besonders im Gesundheitswesen, wenn sich der „einfühlsame" Mitarbeiter nicht ausreichend von dem Leid, mit dem er konfrontiert ist, abgrenzen kann. Dann wird die „Einfühlsamkeit" mit dem Patienten zur Bedrohung für die eigene psychische und physische Gesundheit.

Ethik, ethisch

Ethik (gr. *ethos* = Sitte, Charakter) ist die systematische Theorie des →moralischen Handelns.

Man unterscheidet zwischen deskripitiver (beschreibender) und normativer (bewertender) Ethik. **Deskriptive Ethik** beschreibt und untersucht faktische moralische Normen, ohne sie zu bewerten. Damit ist sie eine sozialwissenschaftliche, historische, kulturwissenschaftliche etc. Disziplin. Die **normative Ethik** hingegen untersucht Normen im Hinblick auf ihre Begründung und damit auf ihre Richtigkeit.

Normative Ethiken können ebenfalls ausdifferenziert werden. Von **deontologischer Ethik** [→Kap.1.2] spricht man, wenn es um die Begründung von unbedingten Normen geht (Tötungsverbot, Nichtschadensgebot etc.) **Teleologischen Ethiken** beschreiben wünschenswerte, sukzessiv zu realisierende Zustände, Eigenschaften oder Fähigkeiten (z.B. Empathiefähigkeit, Tapferkeit, Gerechtigkeit).

Eine besondere Form der normativen (teleologischen) Ethik ist der Konsequenzialismus. Hierbei werden Handlungen oder Normen anhand ihrer Folgen für die Gesellschaft beurteilt. Das „Telos", d.h. das Ziel, liegt in der Vermehrung des Guten.

Eine weitere Form der normativen Ethik ist die Angewandte Ethik [→Kap. 2], die sich nicht wie die deontologische und die teleologische Ethik über ihren systematischen Ansatz definiert, sondern über ihren spezifischen Praxisbezug: Die Medizin- und Pflegeethik ist eine Angewandte Ethik, deren Ausgestaltung sich nach dem gesellschaftlichen Anwendungsbereich (Gesundheitswesen, Klinik, Altenpflegeheim etc.) richtet.

Neben der **deskriptiven** und der **normativen Ethik** gibt es noch eine dritte Grundform: die **Metaethik**. Die Metaethik ist eine philosophische Disziplin, die sich theoretisch und analytisch mit den verschiedenen Ethikformen befasst.

Ethische Fallbesprechung (Ethik-Fallberatung)

Eine ethische Fallbesprechung ist die Besprechung eines „Falls" aus der klinischen oder nicht klinischen (Altenpflegeheim) Praxis, in der insbesondere die ethische Dimension des Falls thematisiert wird.

Die ethische Fallbesprechung kann retrospektiv (rückblickend) erfolgen, etwa zu Bildungs- oder Supervisionszwecken, oder als Ethik-Fallberatung prospektiv (vorausschauend) oder präventiv (vorbeugend) im Sinne einer lösungsorientierten Ethikberatung. Ethik-Fallberatungen sollte nach einem bestimmten Verfahren [→Kap. 5.1.4] von einer entsprechend geschulten Person moderiert werden. Bei einer Ethik-Fallberatung verbindet sich Moderationskompetenz mit ethischer Expertise. Aufgabe der Berater ist es einerseits, alle für die Bewertung des Falls erforderlichen Details sichtbar zu machen und allen Anwesenden Raum zur Beteiligung zu geben, andererseits die ethischen Fragen herauszuarbeiten und die Möglichkeiten des weiteren Vorgehens nach ethischen Kriterien zu gewichten.

Ziel einer Ethik-Fallberatung ist es letztlich, Entscheidungsprozesse hinsichtlich ihrer ethischen Anteile transparent zu gestalten und an moralisch akzeptablen Kriterien auszurichten, d.h. „richtige Entscheidungen" in „guten Entscheidungsprozessen" zu treffen. Dabei zielt Ethikberatung auf die Stärkung der ethischen Kompetenz der Mitarbeiter vor Ort.

Fürsorge, Fürsorgepflicht

Fürsorge ist zunächst ein altmodisch anmutender Begriff. Er wird alltagssprachlich noch verwendet in Bezug auf staatliche Zuwendungen für Bedürftige oder auch auf das Verhältnis von Eltern zu ihrem Kind. In Medizin und Pflege hingegen spielt der Begriff eine zentrale Rolle: In der →Prinzipienethik bildet das Prinzip der Fürsorge (*beneficence*) eines der vier Prinzipien der biomedizinischen →Ethik. In anderen Kontexten wird der englische Originalbegriff mit „Gutes tun" oder „Wohltun" übersetzt.

Aus der Fürsorge resultiert die Verpflichtung, das Wohlergehen von →Personen zu fördern und wiederherzustellen. Konkret bedeutet das, dass angezeigte medizinisch-pflegerische Handlungen nach bestem Wissen und Gewissen durchzuführen sind. In den letzten Jahrzehnten hat das Prinzip der Fürsorge gegenüber dem Prinzip der →Autonomie an Gewicht verloren.

Dem Begriff der Fürsorge kommt im Kontext der Care-Ethik eine besondere Bedeutung zu. Während autonomieorientierte Ansätze von gleichberechtigten, unabhängigen Akteuren ausgehen, stellt die Care-Ethik eher die asymmetrische Beziehung zwischen Kranken bzw. Bedürftigen und Gesunden in den Mittelpunkt ihrer Überlegungen.

Die Fürsorge muss sich im Sinne einer Selbstfürsorge jedoch auch auf den Handelnden selbst beziehen, da Fürsorglichkeit gegen Dritte dauerhaft nur von einem Subjekt geleistet werden kann, das sich auch um sich selbst sorgt (→Altruismus).

Gerechtigkeit

Der Begriff der Gerechtigkeit (lat. *iustitia*, engl./franz. *justice*) bezeichnet einen idealen Zustand des sozialen Miteinanders, in dem es einen angemessenen, unparteilichen und einforderbaren Ausgleich der Interessen und der Verteilung von Gütern und Chancen zwischen den beteiligten Personen oder Gruppen gibt.

Weltweit wird Gerechtigkeit als Grundnorm menschlichen Zusammenlebens betrachtet. Als gerecht oder ungerecht werden einzelne Handlungen, Haltungen oder Regeln beurteilt. Neben dem Verhältnis zu anderen Menschen können auch Verbindungen zu Institutionen als gerecht oder ungerecht empfunden werden.

Das menschliche Miteinander ist geprägt von Werturteilen über Verteilungen bzw. Zuteilungen. Dabei wird je nach Bedeutungskontext Gerechtigkeit als Gleichbehandlung oder Umverteilung verstanden. Die Kriterien der Beurteilung des Maß an Gerechtigkeit sind so vielfältig wie die unterschiedlichen Verteilungskriterien.

Gerechtigkeit wird teilweise als Gleichberechtigung aller Menschen durch Verzicht auf Diskriminierung auf Grund von Geschlecht, Rasse, Religion oder sonstigen Weltanschauungen verstanden.

Zur sozialen Gerechtigkeit zählt eine angemessene Verteilung von materiellen Gütern, Arbeitsstellen und Ressourcen einschließlich der Chancengleichheit bzw. Chancengerechtigkeit durch Zugang zu den Gegenständen der Befriedigung von Grundbedürfnissen, wie Ernährung, Wohnung, medizinische Versorgung oder Bildungschancen.

Die Debatte um Gerechtigkeit im Gesundheitswesen kreist um die zentralen Begriffe der Gleichheit und Solidarität. Dazu ist zuallererst die Frage nach der gerechten Zahl der eigenen Beiträge zum Gesundheitssystem zu stellen. Soll dies als einheitlicher Beitrag aller Menschen nach dem Gleichheitsprinzip festgelegt werden oder nach dem Grundsatz der Leistungsfähigkeit, bei dem leistungsstärkere Menschen einen höheren Beitrag leisten als leistungsschwächere Menschen. Die Leistungen aus dem solidarisch finanzierten Gesundheitssystem sind hingegen einheitlich nach der individuellen Bedürftigkeit.

In der tagtäglichen Versorgung von Patienten und Bewohnern stellt sich die Frage der Gerechtigkeit ebenso, wenn in besonderen Situationen einzelne Patienten ein erhöhtes Maß an Aufmerksamkeit, Versorgung und Zuwendung benötigen, was zu einer kürzeren Versorgung der anderen Bewohner führen kann. Mit einer solchen Verteilungssituation umzugehen erfordert klare und anerkannte Regeln, damit eine Verfahrensgerechtigkeit ermöglicht wird.

Hierarchie

Der aus dem Griechischen stammende Begriff Hierarchie bedeutet wörtlich übersetzt „heiliger Ursprung", „heilige Herrschaft" oder „heilige Ordnung". Er meint eine von übergeordneten Strukturen (Kosmos, Gottheit) als rechtmäßig eingeführte, also legitimierte Ordnung. Der Begriff wurde vor der Reformation Anfang des 16. Jahrhunderts gebraucht, um die abgestufte geistliche Machtordnung innerhalb der Kirche als gottgewollte Rangfolge zu beschreiben und zu rechtfertigen. Durch die Reformatoren (Luther, Calvin, Zwingli) bekam der Begriff die negative Bedeutung einer abzulehnenden kirchlichen Herrschaft. Seit dem 19. Jahrhundert werden auch nicht kirchliche Strukturen als Hierarchie charakterisiert.

Der Begriff Hierarchie wird heute vielfältig benutzt und beschreibt Ordnungen im Tier- und Pflanzenreich, in chemischen und physikalischen Systemen, in Informationsprozessen (Datei, Ordner usw.) oder auch in Sozialsystemen. Er beschreibt zunächst sachlich unterschiedliche Ordnungsstufen. In sozialen Systemen bekommt er aber oft autoritätskritische Bedeutung. Als Hierarchie gilt dann eine von oben aufgesetzte Ordnung, die keine demokratischen Prozesse zulässt.

In Kliniken werden Hierarchien oft als Abbild militärischer Strukturen erlebt, besonders innerhalb der ärztlichen Berufsgruppe, obwohl das unter zeitgemäßen Personalführungsaspekten längst Vergangenheit sein sollte. Dagegen stehen z.B. die Ideen der „flachen Hierarchie" oder des „herrschaftsfreien Diskurses", wie ihn der Philosoph Jürgen Habermas fordert. Diese Ideen stellen gerade in Bezug auf →ethische Fragen die gegenseitige Achtung und Wertschätzung in den Vordergrund – auch wenn eine gewisse abgestufte Zuständigkeit und Verantwortung als notwendig anerkannt wird.

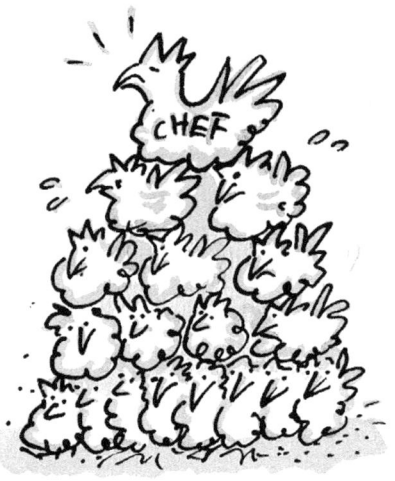

Hirntod

Der Hirntod ist eine durch Gesetz festgelegte Todesdefinition. Beim **Herztod** stirbt der Mensch am Funktionsausfall des Herzens. Durch Herz-Lungen-Wiederbelebung (Reanimation) kann der als klinischer Tod bezeichnete Herz-Kreislauf-Stillstand behoben werden. Bei rechtzeitigen und effektiven Maßnahmen kann ein klinisch toter Mensch wieder in das Leben zurückgeholt werden. Nicht jedoch beim Hirntod. Der **Hirntod** beschreibt einen Zustand, bei dem das Gehirn des Menschen abgestorben ist und wesentliche Reflexe unwiederbringlich dauerhaft ausgefallen sind. Durch intensivmedizinische Maßnahmen wie künstliche Beatmung oder medikamentöse Kreislaufunterstützung können Organfunktionen bei Schwerstverletzten über längere Zeit aufrecht erhalten werden, jedoch kann ein Hirntoter nicht wieder ins Leben zurückgeholt werden.

Die Realität des Hirntods als Absterben des Gehirns, vor dem Tod der anderen Organe, wurde erstmals 1959 durch die innere Leichenschau bestimmter Patienten erwiesen. Nach intensiver gesellschaftlicher Diskussion wurde der Hirntod als Todeszeitpunkt festgelegt. Für die Evangelische Kirche Deutschland und die katholische Bischofskonferenz fehlt dem Menschen mit dem Ausfall der Hirntätigkeit die unersetzbare und nicht wiederzuerlangende körperliche Grundlage für sein geistiges Dasein in dieser Welt. Weiterhin ist für die Kirchen menschlicher Geist körperlich ausschließlich an das Gehirn gebunden.

Die Harvard-Ad-Hoc-Kommission hat 1968 die Symptomtrias irreversibles Koma, Hirnstammareflexie und Verlust der Spontanatmung zur Beschreibung des Hirntodes festgelegt. In der Debatte um ein Transplantationsgesetz 1997 wurde das Hirntodkonzept leidenschaftlich diskutiert. Zur Feststellung des Hirntodes als rechtlichem Tod des Menschen ist ein von der Bundesärztekammer durch die „Richtlinien zur Feststellung des Hirntodes" festgelegtes Hirntodprotokoll auszufüllen.

Zusätzlich zum Fehlen von Hirnaktivität im Gesamthirn muss zur Feststellung des Hirntodes eine Reihe von Reflexen irreversibel ausgefallen sein.

Erst nach Feststellung des Hirntodes durch zwei unabhängige Ärzte dürfen Organe zum Zwecke der Organtransplantation entnommen werden. In Deutschland gilt die erweiterte Zustimmungslösung, die eine vorherige Zustimmung des Hirntoten oder seiner nächsten Angehörigen zur Organentnahme vorsieht. Die Verteilung der Spenderorgane erfolgt durch die Vermittlungsstelle Eurotransplant (ET) in Leiden (Niederlande) nach festgelegten Regeln.

Identität

Abgeleitet von lateinisch *idem* (= dasselbe) meint Identität zunächst einmal die völlige Übereinstimmung einer Sache oder einer →Person mit sich selbst. In der Psychologie und der Sozialwissenschaft wird von **Ich-Identität** und deren Herausbildung im Sozialisationsprozess gesprochen. In diesem lebenslangen Prozess bildet sich in Auseinandersetzung mit der Umwelt die persönliche Identität, also die besondere Individualität, die den einzelnen Menschen vor allem in der eigenen Wahrnehmung von anderen unterscheidet. Ich-Identität kann gesehen werden als Ergebnis sozialen Lernens und als Antwort auf die Frage: „Wer bin ich?"

Die Ich-Identität sichert einerseits Kontinuität, einen sinnvollen verbindenden Zusammenhang, im ständigen Wandel des eigenen Wachstumsprozesses (Kindheit, Jugend, Erwachsensein, Alter) und der Gesellschaft. Andererseits ist Identität selbst im fortwährenden Sozialisationsprozess wandelbar.

Wir erarbeiten und entwerfen im Laufe unseres Lebens unsere Identität ständig neu. Dies geschieht nicht allein, sondern immer in Kommunikation und Auseinandersetzung mit anderen Menschen. Deshalb spricht der Psychoanalytiker Erik Erikson in seiner klassischen Identitätstheorie von **personaler Identität** und **Gruppenidentität**. Diese bestehen nicht getrennt voneinander, sondern stets miteinander verschränkt. Menschen streben immer nach beidem: Sie wollen sich einerseits als einmaliges Individuum wissen und andererseits einer Gemeinschaft zugehörig fühlen.

Indikation, medizinische

Die Indikation zu einer medizinischen Behandlungsoption liegt in einer Erkrankung oder vom Patienten geäußerten Beschwerden. Als Ziele medizinischer Behandlung nennt die Bundesärztekammer: „Leben zu erhalten, Gesundheit zu schützen und wiederherzustellen sowie Leiden zu lindern und Sterbenden bis zum Tod beizustehen". Zur Durchführung einer medizinisch sinnvollen Therapieoption ist die Zustimmung des Patienten nach einer entsprechenden Aufklärung erforderlich.

Der behandelnde Arzt fragt sich bei Indikationsstellung, welche der theoretisch möglichen Behandlungsmöglichkeiten für die konkrete Situation des Patienten und dessen aktuellem Zustand sinnvoll wären. Dabei stimmt der Arzt seine Therapieempfehlung auf Grund seiner klinischen Praxis und Berufserfahrung auf die vorliegende Situation ab.

Theoretische, nur prinzipiell mögliche Behandlungsoptionen ohne Wahrscheinlichkeit des Erreichens eines Therapieziels sind nicht medizinisch indiziert.

Bei Wünschen des Patienten auf Durchführung bestimmter Maßnahmen wie z.B. plastischer Chirurgie als Form der Schönheitschirurgie kann ein Arzt die Erbringung dieser Dienstleistung für den Kunden mit Verweis auf das fehlende Therapieziel und seine Gewissensfreiheit verweigern.

Auch bei bereits begonnenen Maßnahmen kann sich die medizinische Indikation verändern und sogar komplett wegfallen, wenn das zu Beginn der Maßnahme ins Auge gefasste Therapieziel nicht mehr erreicht werden kann.

Indirekte Sterbehilfe

→Sterbehilfe, Sterbebegleitung

Klinische Ethikberatung

Die klinische Ethikberatung ist eine der drei Hauptaufgaben →Klinischer Ethik-Komitees (KEK). Sie kann aber auch von entsprechend geschulten Einzelpersonen (Ethikberatern) angeboten und durchgeführt werden. In der Regel werden Mitglieder Klinischer Ethik-Komitees zu einer Beratung auf Station angefordert, wenn dort ein →ethisches Entscheidungsproblem besteht. Dann beraten die hierfür abgeordneten Mitglieder des Ethik-Komitees gemeinsam mit dem Behandlungsteam, auf welche Weise das Entscheidungsproblem gelöst werden kann.

Ethikberatung dient der Orientierung und Information der verschiedenen an der Versorgung beteiligten bzw. davon betroffenen Personen (z.B. Mitarbeiter der Einrichtung, Patienten/Bewohner, deren Angehörige und Stellvertreter).

Klinische Ethikberatung kann als präventive ethische Fallbesprechung oder prospektive →Ethik-Fallberatung durchgeführt werden. In einigen Fällen nehmen auch Angehörige, rechtliche →Betreuer oder →Bevollmächtigte teil. Oft geht es dabei um Fragen des Therapieverzichts oder um die Einstellung von Behandlungen. Es können auch Fragen rund um die Auslegung einer →Patientenverfügung oder um den mutmaßlichen Patientenwillen thematisiert werden. In manchen Fällen werden ethische Entscheidungsprobleme auch im größeren Kontext der Sitzung eines Ethik-Komitees beraten.

Die klinische Ethikberatung hat das Ziel, Entscheidungsprozesse hinsichtlich ihrer ethischen Anteile transparent zu gestalten und an moralisch akzeptablen Kriterien auszurichten, d.h. „richtige Entscheidungen" in „guten Entscheidungsprozessen" zu ermöglichen. Dabei zielt Ethikberatung auf die Stärkung der ethischen Kompetenz vor Ort. Sie trägt zur Qualitätssicherung in der Versorgung von Patienten oder Bewohnern bei.

Klinisches Ethik-Komitee (KEK)

Klinische Ethik-Komitees (KEK) sind interdisziplinäre Gremien, die sich aus Mitarbeitern möglichst vieler Bereiche und Berufsgruppen einer Klinik zusammensetzen. Sie dienen als →ethische Reflexionsinstanz der klinischen Praxis.

Die konkreten Aufgaben Klinischer Ethik-Komitees [→Kap. 5.1] liegen in der Konzeption und Durchführung von **Fortbildungsmaßnahmen** (Ethik-Fortbildung), bei häufig wiederkehrenden Entscheidungsproblemen in der Entwicklung von internen **Leitlinien** bzw. Empfehlungen (Ethik-Leitlinien) und in der →**klinischen Ethikberatung**.

In den letzten Jahren hat die Zahl der an Krankenhäusern und anderen Einrichtungen des Gesundheitswesens etablierten Ethik-Komitees zugenommen. Mittlerweile etablieren sich Ethik-Komitees auch in Einrichtungen der stationären Altenpflege.

Ethik-Komitees sind vorrangig für die Beratung in moralischen Konfliktsituationen zuständig. Für die Entscheidung über Anträge zu klinischen Studien sind dagegen die Forschungsethikkommissionen der Medizinischen Fakultäten oder der Landesärztekammern zuständig.

Leib, Leiblichkeit

Die nicht bedeutungsgleichen Ausdrücke „Körper" und „Leib" unterscheiden die Art, wie wir uns selbst erleben. Den eigenen Körper kann man mit den Augen betrachten und den Händen berühren, also mit den Sinnesorganen wahrnehmen. Sich selbst als Leib erlebt man in Empfindungen wie Schmerz, Müdigkeit oder der Entspannung beim Einschlafen. Der Unterschied wird häufig auf die Formel gebracht: Man hat einen Körper, aber man ist ein Leib. Oder: Als Körper benutzt man sich, als Leib erlebt man sich.

Gefühle werden meist „leibnah" empfunden: Angst löst Herzklopfen aus, Freude macht warm im Brustkorb. Vermutlich sind es derartige leibnahe Erlebnisse, die hinter vielen Redewendungen stehen: Hier werden Organe, die wir in Wahrheit nicht sehen oder fühlen können, symbolisch benutzt, um seelische Zustände auszudrücken. So sagt man etwa „Das Herz springt in der Brust", „Es schlägt mir auf den Magen", „Mir läuft die Galle über" oder „Ihm ging das Herz auf". Dies zeigt, dass der Leib „mehr" ist als der Körper, nämlich die Einheit von Körper, Geist und Seele.

Leiblichkeit ist die Erfahrung oder das Bewusstsein davon, dass wir in all unserem Erleben und Handeln auf unseren Leib bzw. unseren Körper angewiesen sind. Sie setzt uns zugleich Grenzen – wir können zum Beispiel nicht fliegen – und Aufgaben: So müssen wir uns Nahrung suchen, uns vor Kälte schützen und mit unseren Mitmenschen zusammenarbeiten.

Menschenbild

Unter einem Menschenbild versteht man die Vorstellungen davon, was „der Mensch" ist, d.h. von den wichtigsten Eigenschaften, die allen Menschen gemeinsam sind. Darin enthalten sind je nach Menschenbild deskriptive (beschreibende), aber auch →normative religiöse und ästhetische Aspekte. Entsprechend dem jeweiligen Menschenbild erwartet man, wie sich andere Menschen verhalten und wie man selbst sich verhalten sollte. Insofern sind verschiedenen Menschenbilder für die →Ethik bedeutsam, da sie in ihren Reflexionsbereich fallen. In einem modernen Verständnis ist die Ethik unabhängig von Menschenbildern.

Grundsätzlich kann man positive und negative Menschenbilder unterscheiden. **Positiv** ist ein Menschenbild, das den Menschen als grundsätzlich gut ansieht. Entsprechend betonen **negative** Menschenbilder die Defizite und Schwächen des Menschen, etwa in der Annahme, der Mensch sei grundsätzlich nur auf sein Eigenwohl bedacht.

Bedeutsam ist auch, ob der Mensch eher als Individuum oder als Teil einer Gemeinschaft verstanden wird. Für die Ethik im Gesundheitswesen stellen sich zusätzlich die anthropologischen Fragen nach dem Verständnis von Krankheit, Leiden und Tod.

Eine Typisierung verschiedener Menschenbilder (z.B. christlich, naturwissenschaftlich, humanistisch) kann die Illusion erwecken, dass sich die meisten Menschen an einem einzigen Menschenbild orientieren. Tatsächlich ist unser Bild vom Menschen nicht nur individuell verschieden, sondern verändert sich auch durch unsere Lebenserfahrungen. Wird das, was den Menschen ausmacht, eindimensional, z.B. nur medizinisch, betrachtet, so hat das problematische Folgen für den Umgang mit kranken Menschen.

Moral, moralisch

Der Begriff Moral wird abgeleitet vom lateinischen *mores* (= die Sitten). Er bezeichnet die Gesamtheit an Normen, Werten, Prinzipien, Handlungsregeln etc., die den Rahmen für das gesellschaftliche Leben bilden.

Moral enthält zum einen kulturabhängige Vorstellungen, etwa die des guten und gelungenen Lebens aber zum anderen auch „kulturinvariante", d.h. verallgemeinerbare →Normen. Moral umfasst folglich Güter und Pflichten, die das Zusammenleben einer Gemeinschaft garantieren.

Im moralphilosophischen Kontext wird der Begriff der Moral zuweilen stark auf die verallgemeinerbaren Normen zugespitzt. Alltagssprachlich wird der Begriff hingegen unscharf verwendet, etwa wenn von „Sexualmoral" oder von Moral im Sinne einer Motivation („Ich habe heute eine schlechte Arbeitsmoral ...") die Rede ist. Diese Mehrdeutigkeit des Begriffs resultiert aus dem historischen Wandel der Bedeutung.

Normen, normativ

Der Begriff Norm (lat. *norma* = die Regel, die Vorschrift) hat vielerlei Bedeutungen. Die **technische Norm** dient der Vereinheitlichung von Produkten, z.B. gibt es die Deutsche Industrie-Norm DINA4 für ein Papierformat. Die **statistische Norm** bezeichnet eine Durchschnittsbeschaffenheit, z.B. 177 cm als Durchschnittsgröße 50-jähriger Männer.

Normen im **rechtlichen** oder **moralischen** Sinne sind Imperative, die das Handeln von Einzelnen oder Gruppen regulieren. Rechtsnormen beruhen auf dem „positiven Recht", d.h. sie sind vom Menschen gemacht und veränderlich. Sie werden u.U. mit Zwangsmitteln durchgesetzt. Moralische Normen sind je nach Form der zugrunde liegenden normativen Ethik begründete, allgemeingültige Imperative.

Normen haben einen Anspruch auf Verbindlichkeit. Sie ermöglichen es, menschliches Verhalten nach seiner Zulässigkeit zu bewerten. Rechtsnormen sagen, was rechtlich gesollt ist. Dabei kommen diese Zielvorstellungen durch ein Gebot, ein Verbot oder eine Erlaubnis zum Ausdruck. Die Auslegung von Rechtsnormen eines Rechtssystems erfordert stets die Frage nach dem Sinn von Normen.

Abzugrenzen sind Normen von Werten, die eher mehr oder weniger verallgemeinerbare Zielvorstellungen des guten Lebens sind.

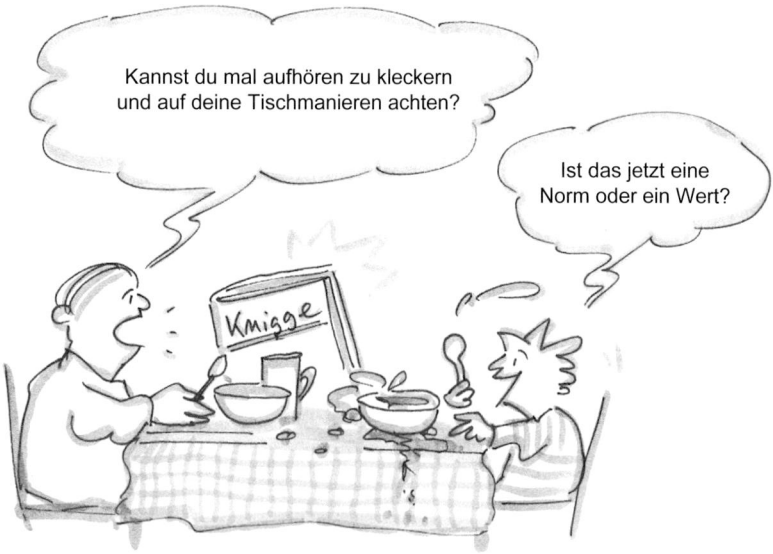

Organisationsethik

Organisationsethik ist eine →normative Ethik, deren spezifisches Reflexionsobjekt Organisationen, d.h. Institutionen sind. In der allgemeinen Ethik geht es um die Reflexion auf das individuelle Verhalten (individuelle Ebene). In der Organisationsethik geht es um die Reflexion auf das „Verhalten" von Institutionen (institutionelle Ebene), d.h. um ethisch relevante Aspekte, die nicht oder nicht nur auf das Verhalten Einzelner zurück zu führen sind. Das „Verhalten" der Institution ist immer auch abhängig von Politik, Gesellschaft und insbesondere von den ökonomischen Rahmenbedingungen (gesellschaftspolitische Ebene).

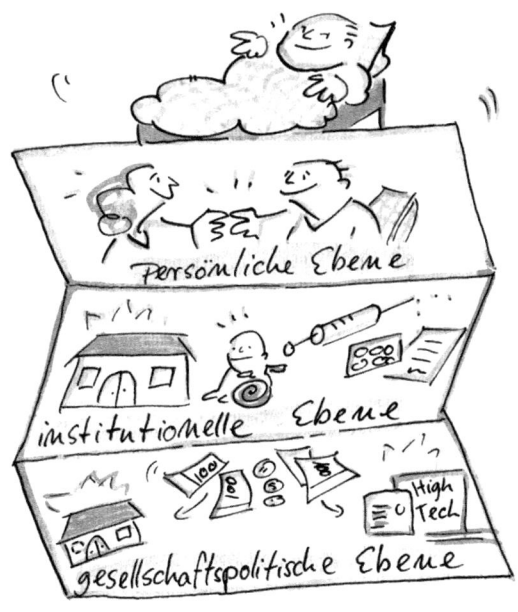

Inhaltlich geht es bei Institutionen des Gesundheitswesens z.B. um die Frage, inwieweit etwa Krankenhäuser wertgeleitet sein sollten, wie ein wertschätzender Umgang mit den Mitarbeitern etabliert werden kann wie mit in der Praxis anfallenden ethisch relevanten Entscheidungsproblemen umgegangen werden soll.

Eine für die Wirtschafts- und Unternehmensethik wesentliche Unterscheidung ist die nach Individual- und Institutionenethik. Unter Individualethik versteht man eine Ethik der Person. Man stellt z.B. die Frage: Unter welchen Bedingungen handeln Individuen moralisch? Das Gewissen und die Verantwortung des Einzelnen umfassen das moralische Subjekt. Systematischer Ort der Moral ist das Individuum.

Die Institutionenethik hingegen fragt nach der Ethik der Institution: Unter welchen Bedingungen „handeln" Institutionen moralisch? Systematischer Ort der Moral ist hierbei die Rahmenordnung. Institutionenethik sucht nach den ethischen Rahmenbedingungen individuellen Handelns, die dem gerechten Zusammenleben aller dienen.

Palliative Care

Der Begriff „palliativ" hat seinen Ursprung im lateinischen *pallium*, welches im antiken Rom einen mantelartigen Überwurf bezeichnete. Palliativ bedeutet in Medizin und Pflege, die Beschwerden einer Krankheit zu lindern, aber nicht die Ursachen zu bekämpfen. Der englische Begriff *care* kann mit „Fürsorge, Pflege im umfassenden Sinn" übersetzt werden. Er steht somit für Versorgung im Sinne einer ganzheitlichen Betreuung, Begleitung, Pflege und Therapie.

Palliative Care ist ein ganzheitliches Betreuungskonzept für schwerstkranke und sterbende Menschen. Im deutschsprachigen Raum werden die Begriffe Palliativmedizin, Palliativbetreuung oder Palliativversorgung verwendet. „Palliative Care" ist der international üblicherweise verwendete Fachausdruck.

Im Jahr 1990 formulierte die Weltgesundheitsorganisation (WHO) folgende Grundsätze: Palliative Care
- bejaht das Leben und betrachtet Sterben als einen normalen Prozess,
- soll den Tod weder beschleunigen noch verzögern,
- verschafft Linderung von Schmerzen und anderen belastenden Symptomen,
- reduziert diagnostische Maßnahmen auf das Notwendigste,
- schließt psychische und →spirituelle Aspekte in die Versorgung der Patienten ein,
- bietet ein Unterstützungssystem, um Patienten zu helfen, bis zum Tod so aktiv wie möglich zu leben,
- bietet ein Unterstützungssystem, um den Angehörigen zu helfen, die Zeit der Krankheit und die eigene Trauer zu bewältigen.

Im Mittelpunkt aller Bemühungen steht die Linderung von Beschwerden, die Symptomkontrolle. Ziel ist das Erreichen größtmöglicher Lebensqualität.

Von besonderer Bedeutung ist die Behandlung von Schmerzen, Mundtrockenheit, Anorexie, ausgeprägter körperlicher Schwäche, Obstipation, Dyspnoe, Übelkeit, Schlaflosigkeit, Schwitzen, Schluckbeschwerden, Harnverhalt, Verwirrung etc.

Die Weltgesundheitsorganisation definiert die Hospiz- und Palliativversorgung als „Ansatz zur Verbesserung der Lebensqualität von Patienten und ihren Angehörigen, die mit einer lebensbedrohlichen Erkrankung konfrontiert sind, und zwar durch Prävention und Linderung von Leiden, durch frühzeitiges Erkennen sowie durch exzellentes Einschätzen und Behandeln von Schmerzen und anderen physischen, psychosozialen und spirituellen Problemen". (WHO, 2002)

Diese Definition lässt erkennen, dass bei Palliative Care von vier Dimensionen des Schmerzes ausgegangen wird: dem körperlichen, dem sozialen, dem psychischen und dem spirituellen Schmerz.

Palliative Care bedarf eines interdisziplinären Teams, in dem die Pflege als eine von mehreren Fachrichtungen vertreten ist. Patienten und Angehörige sollen frühzeitig in die Betreuung integriert und dabei unterstützt werden, belastende Symptome so weit wie möglich selbstständig und wirksam zu behandeln. Neue Konzepte beziehen von Anfang an auch die Trauerbegleitung der Angehörigen in die Versorgung mit ein.

Innerhalb der Pflege als wissenschaftlicher Disziplin ist die Palliativpflege ein eigenständiger Fachbereich.

Passive Sterbehilfe

→Sterbehilfe, Sterbebegleitung

Paternalismus, paternalistisch

Dieser vom lateinischen *pater* (= Vater) abgeleitete Begriff bezeichnet die Haltung einer Person, die eine andere Person prinzipiell für nicht oder nur teilweise entscheidungsfähig hält.

Eine lange Tradition hat der Paternalismus in der Medizin. Traditionell wird davon ausgegangen, dass der Arzt das Wohl des Patienten und die hierfür förderlichen Maßnahmen besser einschätzen kann als dieser selbst. Meist wird das mit dem enormen Kompetenzgefälle in medizinischen Fragen zwischen Arzt und Patient begründet. Man nennt dieses Verhältnis zwischen Arzt und Patient folglich auch paternalistisches Arzt-Patienten-Verhältnis. Übersehen wird dabei jedoch, dass der Patient kompetenter Experte für seine eigenen Bedürfnisse ist. Der Begriff hat daher in den letzten Jahren zunehmend eine negative Konnotation bekommen, da er die Norm des Respekts vor der →Autonomie verletzt. Ein zeitgemäßes Modell der Arzt-Patienten-Beziehung ist das partnerschaftliche Modell, in dem Arzt und Patient gemeinsam und kooperativ Entscheidungen treffen.

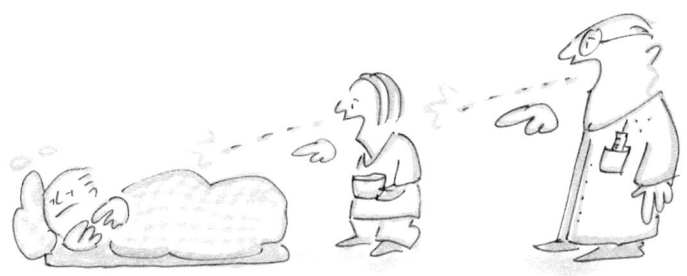

Patientenverfügung/Patientenwille

Die Bedeutung des **Patientenwillens** hat in den letzten Jahren zugenommen. Der →autonome Mensch entscheidet nach seinen Wertvorstellungen. Solange der Patient →einwilligungsfähig ist, kann er mit seinem behandelnden Arzt direkt sprechen. In der Situation der Einwilligungsunfähigkeit stellt sich die Frage nach dem legitimierten Stellvertreter des Patienten (→Bevollmächtigter oder →Betreuer) und nach dem Willen des Patienten.

Der Wille des Patienten kann nach dem Gesetz zu Patientenverfügungen seit dem 01.09.2009 als **Patientenverfügung** [→Kap. 4.1.5] abgefasst sein. Eine Patientenverfügung ist ein schriftliches Dokument eines einwilligungsfähigen Volljährigen, mit dem er festlegt, ob er in bestimmte, noch nicht unmittelbar bevorstehende Untersuchungen seines Gesundheitszustandes, in Heilbehandlungen oder ärztliche Eingriffe einwilligt oder sie untersagt (§ 1901a Abs. 1 Satz 1). Bei der Ermittlung des Patientenwillens muss der Stellvertreter (Bevollmächtigter oder Betreuer) überprüfen, ob die bestehende Patientenverfügung auf die aktuelle Lebens- und Behandlungssituation passgenau zutrifft und eine Willensänderung nicht erkennbar ist (§ 1901a Abs. 1 BGB). Bei der Feststellung des Patientenwillens hat der Stellvertreter nahen Angehörigen und sonstigen Vertrauenspersonen Gelegenheit zur Äußerung zu geben.

Sollte die vorhandene Patientenverfügung für die aktuelle Frage keine detaillierte Regelung vorsehen, so muss die Patientenverfügung auf die jetzt eingetretene Behandlungssituation übertragen werden. Der Gesetzgeber nennt das Ergebnis „Behandlungswünsche" (1901 a Abs. 2 Satz 1 Fall 1 BGB). Für den Fall, dass eine Patientenverfügung zur Ermittlung des Patientenwillens nicht vorliegt, muss der Stellvertreter den mutmaßlichen Willen ermitteln (§ 1901a Abs. 2 Satz 2 BGB). Dieser ist anhand konkreter Anhaltspunkte zu ermitteln: frühere mündliche oder schriftliche Äußerungen, ethische oder religiöse Überzeugungen und sonstige persönliche Wertvorstellungen des Patienten.

Patientenwille beschreibt den Oberbegriff zu Patientenverfügung, Behandlungswünschen und mutmaßlichem Willen.

Prinzipienethik

In der Philosophie bezeichnet man →ethische Ansätze als Prinzipienethik, die auf einem oder mehreren letzten und einheitsstiftenden Grundsätzen, also Prinzipien basieren. Es handelt sich dabei um Prinzipien, die von allen anerkannt werden und vernünftig einsehbar sind.

Prinzipienethik in Medizin und Pflege meint einen theoretischen Ansatz, der auf die beiden amerikanischen Philosophen Tom L. Beauchamp und James F. Childress zurückgeht. Ihr Buch „*Principles of Biomedical Ethics*" kann als Standardwerk der Bioethik bezeichnet werden. Das Kernstück der „Prinzipienethik" sind die folgenden vier Prinzipien:

- Respekt vor der →Autonomie (*respect for autonomy*)
- Nicht schaden (*nonmaleficence*)
- →Fürsorge (*beneficence*)
- Gerechtigkeit (*justice*)

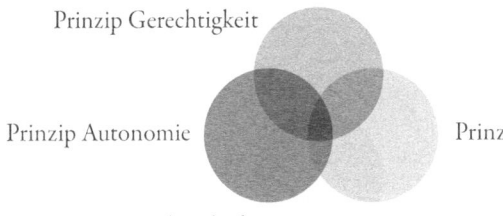

Die vier Prinzipien nach Beauchamp und Childress

Prinzip Gerechtigkeit

Prinzip Autonomie

Prinzip Fürsorge

Prinzip Nicht schaden

Die vier Prinzipien sind als →normative Grundlage für Medizin und Pflege gedacht. Als solche verpflichten sie zum Tun (Fürsorgepflicht) und zum Unterlassen (Respekt vor der Autonomie).

Die Prinzipien können auch in Konflikt miteinander geraten, wenn z.B. eine medizinisch-pflegerische Handlung indiziert ist, der →Wille des Patienten dem aber entgegensteht. In der Regel werden solche Situationen, in denen zwei Prinzipien einander widersprechen, nicht als Entscheidungskonflikt erlebt und intuitiv gelöst. Manchmal kann daraus jedoch ein moralischer Entscheidungskonflikt oder gar ein Dilemma entstehen (→klinische Ethikberatung).

Spiritualität, spirituell

Das Wort „spirituell" leitet sich vom lateinischen *spiritus* ab. Es kann übersetzt werden mit „Lufthauch", „Atem", „etwas, das den Körper mit Lebensenergie versorgt".

Spiritualität ist eine geistige Orientierung und Lebensform, welche die gesamte menschliche Existenz unter ihren konkreten Lebensbedingungen prägt. Zumeist wird sie von einem bestimmten Glauben getragen. Spiritualität bezieht sich auf einen Bereich menschlichen Lebens, der jenseits des Materiellen liegt. Der Mensch öffnet sich einer aus seiner Sicht größeren und mächtigeren Wirklichkeit. Diese Haltung vermittelt das Gefühl von Verbundenheit und Zugehörigkeit und ist mit der Erfahrung von Stärkung und Zuversicht bzw. der Hoffnung darauf verbunden.

Im inneren Suchen, dem persönlichen Ringen nach Sinn angesichts der eigenen Wünsche und Hoffnungen für ein gelingendes Leben und der konkreten Lebenserfahrungen, kommt die individuelle Spiritualität des Menschen zum Ausdruck. Sie bekommt häufig besondere Bedeutung in Anbetracht der Erfahrung existenzieller Bedrohung.

Die Suche nach persönlichem Sinn begleitet den Menschen ein Leben lang und gehört zu den Grundlagen des Menschseins. Insbesondere in Zeiten von Lebensübergängen und -krisen, Alter und dem nahenden Lebensende kann Spiritualität zu einer Ressource werden, die hilft, diese schweren Zeiten zu bestehen und zu bewältigen. Christliche Spiritualität umfasst nicht nur religiöse Rituale, sondern offenbart sich auch im Alltag.

Spiritualität bietet für den einzelnen Menschen einen Rahmen, in dem er eigene Erfahrungen im Horizont des Transzendenten betrachten und verorten kann. Häufig wird sie in Zusammenhang mit den verschiedenen Weltreligionen und Konfessionen gesehen und mit den jeweils besonderen religiösen Inhalten, Formen und Ritualen gefüllt. Heute finden wir aber auch Formen von Spiritualität, die von Religionen unabhängig und individuell geprägt und entwickelt sind.

Sterbehilfe, Sterbebegleitung

Statt der bislang gebräuchlichen Unterteilung in aktive, passive und indirekte **Sterbehilfe** [→Kap. 4.1.2] soll nachfolgend die Terminologie des Nationalen Ethikrats vorgestellt werden [→Kap. 4.1.3], welche die Sachverhalte detaillierter und weniger emotional beschreibt.

Unter dem Begriff der **Sterbebegleitung** werden Maßnahmen der Pflege und Betreuung von Menschen verstanden, bei denen der Sterbeprozess bereits begonnen hat. Zur „Sterbebegleitung" zählen z.B. die körperliche Pflege, das Löschen von Hunger- und Durstgefühlen sowie das Mindern von Übelkeit, Angst und Atemnot. Dazu gehören ebenso menschliche Zuwendung und seelsorgerlicher Beistand, die dem Sterbenden und seinen Angehörigen gewährt werden.

Therapien am Lebensende sind alle medizinischen, d.h. auch palliativmedizinische Maßnahmen, die in der letzten Phase des Lebens erfolgen, um Leben zu verlängern oder Leiden zu mildern. Dazu gehören auch Maßnahmen, bei denen die Möglichkeit besteht, dass der natürliche Prozess des Sterbens verkürzt wird, sei es durch eine hoch dosierte Schmerzmedikation oder eine starke Sedierung, ohne die eine Beherrschung belastender Symptome nicht möglich ist. Der bisher in diesem Zusammenhang verwendete Begriff der „indirekten Sterbehilfe" ist unzutreffend, weil das Handeln weder direkt noch indirekt auf den Tod des Patienten zielt.

Von **Sterbenlassen** statt von „passiver Sterbehilfe" sollte man sprechen, wenn eine lebenserhaltende medizinische Behandlung unterlassen wird und dadurch der durch den Verlauf der Krankheit bedingte Tod früher eintritt, als dies mit der Behandlung aller Voraussicht nach der Fall wäre. Das Unterlassen kann darin bestehen, dass eine lebensverlängernde Maßnahme erst gar nicht eingeleitet wird; es kann auch darin bestehen, dass eine bereits begonnene Maßnahme nicht fortgeführt oder durch aktives Eingreifen beendet wird.

Beihilfe zur Selbsttötung (assistierter Suizid) ist gegeben, wenn jemand einem anderen ein todbringendes Mittel verschafft oder ihn auf andere Weise bei der Vorbereitung oder Durchführung einer eigenverantwortlichen Selbsttötung unterstützt [→Kap. 4.1.4].

Als **Tötung auf Verlangen** (aktive Sterbehilfe) werden solche Handlungen bezeichnet, durch die auf den ernsthaften Wunsch eines Menschen hin sein Tod durch aktives Handeln bewirkt wird. Derartige Handlungen können z.B. in der Verabreichung eines therapeutisch nicht indizierten Medikamentes oder in einer Überdosierung indizierter Medikamente bestehen.

Ergänzend muss darauf hingewiesen werden, dass die Befolgung des →Patientenwillens sowohl durch Unterlassen, Begrenzen oder Beenden einer begonnenen medizinischen Behandlung erfolgen darf. Ein Behandlungsabbruch kann sowohl durch Unterlassen als auch durch aktives Tun vorgenommen werden (BGH 25.06.2010).

Stress

Stress bedeutet wörtlich Druck, Spannung oder Belastung. Menschen erleben Situationen als Stress oder als „stressig", wenn sie die darin empfundenen Gefühle als anstrengend oder belastend bewerten. Nicht die Situation an sich also, sondern die individuelle emotionale Antwort darauf löst die Empfindung aus.

Der Begriff Stress umfasst im heutigen Verständnis immer zwei Komponenten. Zum einen steht er für die beschriebene persönliche Beurteilung von Situationen oder Erlebnissen. Eine Anforderung kann auch als positiv empfunden werden, sie wird von der Person dann als **„Eustress" (guter Stress)** erlebt. Zum Beispiel sind die Anforderungen einer Prüfung belastend; wird diese jedoch gut absolviert, erlebt der Mensch ein gutes Gefühl. Kann die Anforderung nicht oder nur ungenügend bewältigt werden, empfindet die Person **„Disstress" (schlechten Stress)**.

Zum anderen steht Stress für die normale, physiologische Reaktion eines Organismus auf eine Anforderung, auf sogenannte Stressoren. Alle daraufhin einsetzenden, vorwiegend dem autonomen Nervensystem unterliegenden Mechanismen sind zunächst auf die körperliche Bewältigung der Anforderung gerichtet. Typische Reaktionen sind die Erhöhung der Herzfrequenz und der Kontraktionskraft des Herzens, der Blutdruckanstieg, die verstärkte Durchblutung des Skelettmuskulatur, die verminderte Durchblutung der Haut, die verminderte Verdauungstätigkeit (kein Stuhldrang), das erhöhte Fassungsvermögen der Harnblase (kein Harndrang), die Weitstellung der Bronchien, die Mobilisierung der Glykogenreserven aus der Leber und die Steigerung des Abbaus von Depotfett, wodurch vermehrt freie Fettsäuren im Blut vorkommen. All diese Reaktionen sind darauf gerichtet, in kürzester Zeit eine maximale Leistungsbereitschaft des Organismus sicherzustellen, um die Anforderung zu bewältigen.

Stressoren sind körperliche oder seelische Belastungen. Sie werden einge-
teilt in

- externe Stressfaktoren, z.b. Umwelteinflüsse wie Lärm,
- interne Stressoren wie Infektionen, Verletzungen und
- Stressfaktoren, die sich aus internen und externen Anforderungen zusammensetzen.

Demnach lösen seelische Faktoren (z.b. Angst, Unsicherheit, Einsam-
keit, Desorientiertheit), soziale Faktoren (z.b. Termindruck, Ärger mit
Arbeitskollegen oder Nachbarn, Konflikte in der Partnerschaft, Ver-
lust von Angehörigen), persönliche Stressoren (z.b. Ärger, Streit,
Trauer, Sorgen) und körperliche Stressfaktoren (z.b. Schmerz,
Müdigkeit, Krankheit) die Anpassungsreaktion des Körpers aus.

Der Mediziner Hans Selye beschrieb die Reaktionen des Körpers
bei Stress als **allgemeines Anpassungssyndrom (AAS)**. Demzufolge
reagiert der Organismus auf die Anforderung, den Stressor zunächst
mit einer Alarmphase, dann mit einer Widerstandsphase und schließlich mit einer Erschöpfungsphase. Dieser Prozess kann unter erhöhter
Belastung zu Entzündungen, Hormonveränderungen, einer hohen
Infektanfälligkeit und weiteren Folgeschäden (z.b. Verdauungsbe-
schwerden, Gewichtsverlust, psychosomatische Störungen) führen.

Selyes Theorie verdeutlicht, dass Stress einen sinnvollen Mecha-
nismus zur Auseinandersetzung mit Belastungen darstellt, bei anhal-
tender Dauer aber gesundheitliche Folgen haben kann. Die Gesund-
heitsschädigung beruht auch auf der veränderten Bedeutung von
Stress. Während Stress evolutionär bedingt dazu aktivierte, maximale
Körperarbeit zu leisten, weil genau das notwendig zum Überleben war,
sind die Menschen heute vornehmlich Stressoren ausgesetzt, die nicht
durch Angriff oder Flucht zu bewältigen sind. Die vom Körper zur
Verfügung gestellte Energie wird nicht abgebaut.

Therapiebegrenzung, Änderung des Therapieziels

Eine Therapie wird dann begrenzt [→Kap. 4.1.1], wenn der Patient die Fortsetzung oder Eskalation einer Therapie durch den erklärten, mutmaßlichen oder in einer →Patientenverfügung fixierten Willen nicht autorisiert oder wenn die Fortsetzung der Therapie nur eine Verlängerung des Leidens erzeugen würde.

Neben dem Begriff der Therapiebegrenzung hat sich der Begriff der Änderung des Therapieziels etabliert. Medizinische Behandlungen erfordern ein Therapieziel und wenn ein kurativ heilendes Behandlungsziel nicht mehr erreicht werden kann, so rückt ein palliatives Therapieziel in den Vordergrund. Diese Richtungsänderung orientiert sich einerseits an der medizinischen →Indikation und am →Patientenwillen.

Terminale/palliative Sedierung

Ziele ärztlicher Behandlung sind die Heilung einer Krankheit oder die Linderung der Krankheitsbeschwerden. Heilung oder Linderung als Behandlungsziel werden einerseits durch die tatsächlichen medizinischen Möglichkeiten und andererseits durch den Willen des Patienten bestimmt.

Die Sedierung am Lebensende zur Symptomkontrolle [→Kap. 4.1.4] ist kein Mittel der primären Wahl, sondern kommt erst nach Ausschöpfen aller anderen Therapieoptionen, also bei sogenannten „therapierefraktären" Symptomen, in Frage. Es ist zu klären, ob die sedierende Maßnahme geeignet und alternativlos ist, um die Symptome effektiv zu lindern.

Als Therapieziel kommt nur eine Linderung der Symptome, nicht aber eine Beschleunigung des Sterbens in Betracht. Gleichwohl wird dies ggf. billigend in Kauf genommen. Die Indikation zur Sedierung am Lebensende kann sowohl bei körperlichen als auch bei psychischen Symptomen gegeben sein. Unter den körperlichen Symptomen werden häufig schwere Atemnot, schwierig zu behandelnde Schmerzzustände sowie Übelkeit und Erbrechen genannt. Therapieresistente psychiatrische Symptome sind vor allem Unruhezustände und Delir.

Durch die Sedierung wird der Patient in einen narkoseähnlichen Zustand der Bewusstseinsdämpfung versetzt. Diese Sedierung wird dauerhaft oder in vorher besprochenen Intervallen durchgeführt.

Vorsorgevollmacht

Mit einer Vorsorgevollmacht kann ein geschäftsfähiger Mensch eine andere Person [→Bevollmächtigter] beauftragen, für ihn stellvertretend Entscheidungen treffen und damit seine rechtsgeschäftliche Vertretung übernehmen. Eine Vorsorgevollmacht gilt entweder ab einem bestimmten Zeitpunkt (Eintritt der Entscheidungsunfähigkeit) oder sofort. Die Befugnisse des Bevollmächtigten müssen in der Vollmacht detailliert genannt sein.

Eine Vorsorgevollmacht muss für den Aufgabenkreis der Gesundheitsangelegenheiten schriftlich und detailliert abgefasst sein. Dann macht sie nach § 1896 Absatz 2 BGB die Bestellung eines →Betreuers überflüssig, da ja die Vertretung des nun entscheidungsunfähigen Menschen bereits geregelt ist und die Angelegenheiten des Betroffenen durch eine Vollmacht ebenso gut erledigt werden können.

Es empfiehlt sich die Kombination der Vorsorgevollmacht mit einer →Betreuungsverfügung, falls die Vollmacht als nicht ausreichend angesehen wird und die Erforderlichkeit der Betreuerbestellung gerichtlich festgestellt wurde. Dann kann der Bevollmächtigte für den nicht klar genug geregelten Bereich zum rechtlichen → Betreuer bestellt werden.

Werte

Der Begriff Werte wird in verschiedenen Zusammenhängen für Leitvorstellungen unseres Handelns gebraucht, die erhalten oder verwirklicht werden sollen. So gibt es zum Beispiel

- materielle Werte wie Vermögen,
- ästhetische Werte wie Schönheit oder Eleganz,
- sportliche Werte wie Fairness,
- politische Werte wie Freiheit oder Rechtsstaatlichkeit,
- menschliche oder →moralische Werte wie Verlässlichkeit oder Hilfsbereitschaft.

Verschiedene Menschen und Gesellschaften können unterschiedliche Wertbegriffe pflegen, aber die moralischen Werte sollten im Grundsatz von allen Menschen gepflegt werden. Im Unterschied zu Werten sprechen →Normen gewöhnlich aus, was im Interesse von Werten unterlassen werden soll.

Wille und Wünsche

Das Wollen unterscheidet sich vom Wünschen, der Wille vom Wunsch. Etwas zu wollen heißt, dass man das Gewollte für erreichbar hält und sich dafür einsetzt. Etwas „ernsthaft zu wollen" heißt, dass man die verfügbaren Mittel prüft und sammelt, seine Kräfte bündelt, unter Umständen auf anderes verzichtet und das Gewollte verwirklicht. Dagegen meint Wünschen, dass man das Gewünschte schön, gut, Glück bringend findet und gern hätte, dass es Wirklichkeit würde. Man weiß aber, dass es außerhalb der eigenen Möglichkeiten liegt, es zu erreichen.

Der Wunsch findet keine Grenzen, der Wille überall. Während das Wünschen tatenlos bleibt, äußert sich der Wille im Handeln. Diese Fähigkeit des Wollens setzen wir voraus, wenn wir als Menschen Verantwortung für unser Tun und Lassen übernehmen.

Verantwortung hätte keinen Sinn, wenn wir über unsere Handlungen nicht frei entscheiden könnten. Wir sprechen deshalb vom „freien" Willen. Wenn wir nicht frei entscheiden könnten und unsere Handlungen uns stets durch Schicksal oder Naturgesetz vorgegeben wären, wären wir für nichts verantwortlich. Dann gäbe es auch keine →Moral und keine →Ethik.

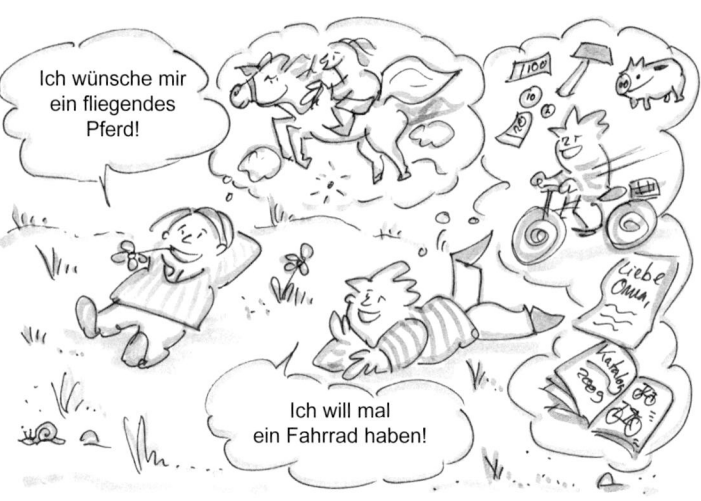

Würde

„Die Würde des Menschen ist unantastbar. Sie zu achten und zu schützen ist Verpflichtung aller staatlichen Gewalt." So lauten die ersten beiden Sätze des ersten Artikels des Grundgesetzes der Bundesrepublik Deutschland. Unantastbar heißt hier nicht, dass die Würde nicht angetastet werden *kann*, sondern dass sie nicht angetastet werden *darf*. Staatliche Gewalt muss die Würde nicht nur *achten*, also unangetastet lassen, sondern sie muss sie auch *schützen*, also aktiv dafür tätig sein, dass sie nicht verletzt wird.

Würde wird hier als etwas vorgestellt, das bereits existiert und das zu stören einem Verbot unterliegt. Sie wird nicht vorgestellt als etwas, das erst hergestellt werden müsste und das herzustellen ein Gebot wäre.

Was aber Würde positiv ist, sagt das Grundgesetz nicht, es bestimmt sie sozusagen nur negativ. Deshalb gibt es eine rechtsphilosophische Diskussion darüber, was der Begriff der Würde beinhaltet. Die Würde steht erstens am Anfang der Rechtsordnung überhaupt, ist also eine grundlegende Voraussetzung für das Recht. Zweitens ist sie für das Recht nicht positiv definierbar. Sie kann also nur etwas sein, das einerseits selbst außerhalb des Rechts steht, andererseits aber unter allen Umständen vom Recht erhalten werden muss.

Literatur

Verwendete Literatur

AG PFLEGE UND ETHIK (Hg.): Essen und Trinken im Alter – mehr als Ernährung und Flüssigkeitsversorgung. Cornelsen, Berlin, 2010

ARISTOTELES: Nikomachische Ethik. Reclam, Stuttgart, 1969

BEAUCHAMP, TOM L.; CHILDRESS, JAMES F.: Principles of Biomedical Ethics. Oxford University Press, Oxford 2009

BOCKENHEIMER-LUCIUS, GISELA; DANSOU, RENATE; SAUER, TIMO: Ethik-Komitee im Altenpflegeheim. Theoretische Konzeption und praktische Umsetzung. Campus, Frankfurt, 2011

BOCKENHEIMER-LUCIUS, GISELA; MAY, ARND: Ethikberatung – Ethik-Komitee in Einrichtungen der stationären Altenhilfe (EKA) – Eckpunkte für ein Curriculum. In: Ethik in der Medizin 2007; 20: 331–339

CONRADI, ELISABETH: Take Care. Grundlagen einer Ethik der Achtsamkeit. Campus, Frankfurt, 2001

DÖRRIES, ANDREA; NEITZKE, GERALD; SIMON, ALFRED; VOLLMANN, JOCHEN: Klinische Ethikberatung. Ein Praxisbuch für Kliniken und Einrichtungen der Altenpflege. Kohlhammer, Stuttgart, 2010

GILLIGAN, CAROL: Die andere Stimme. Lebenskonflikte und Moral der Frau. Piper, München, 1988

GOFFMAN, ERVING: Asyle. Über die soziale Situation psychiatrischer Patienten und anderer Insassen. Suhrkamp, Frankfurt, 1973

HOFMANN, IRMGARD: Patientenverfügung in der Pflege. Cornelsen, Berlin, 2011

KANT, IMMANUEL: Kritik der praktischen Vernunft. Suhrkamp, Frankfurt, 1974

KÖRTNER, ULLRICH: Grundkurs Pflegeethik. Facultas UTB, Wien, 2004

MAY, ARND; BUCHHOLZ, HILKE; KRAFFT, ANGELIKA (Hg.): Selbstbestimmt leben, menschlich sterben, füreinander entscheiden. Lit, Münster, 2009

NATIONALER ETHIKRAT (Hg.): Selbstbestimmung und Fürsorge am Lebensende. Stellungnahme. Berlin, 2006 (ethikrat.org)

PÖLTNER, GÜNTHER: Grundkurs Medizin-Ethik. Facultas UTB, Wien, 2002

RABE, MARIANNE: Ethik in der Pflegeausbildung. Beiträge zur Theorie und Didaktik. Huber, Bern, 2009

RAUPRICH, OLIVER; STEGER, FLORIAN: Prinzipienethik in der Biomedizin. Moralphilosophie und medizinische Praxis. Campus, Frankfurt, 2005

SALOMON, FRED (Hg.): Praxisbuch Ethik in der Intensivmedizin. Medizinisch Wissenschaftliche Verlagsgesellschaft, Berlin, 2009

SASS, HANS-MARTIN; MAY, ARND (Hg.): Behandlungsgebot oder Behandlungsverzicht. Klinisch-ethische Epikrisen zu ärztlichen Entscheidungskonflikten. Lit, Münster, 2004

SCHÖNE-SEIFERT, BETTINA: Grundlagen der Medizinethik. Kröner, Stuttgart, 2007

STEINKAMP, NORBERT; GORDIJN, BERT: Ethik in Klinik und Pflegeeinrichtung. Ein Arbeitsbuch. Luchterhand, Neuwied, 2010

VORSTAND DER AKADEMIE FÜR ETHIK IN DER MEDIZIN E. V. (AEM): Standards für Ethikberatung in Einrichtungen des Gesundheitswesens. In: Ethik in der Medizin 2010; 22: 149–153

WOELLERT, KATHARINA; SCHMIEDEBACH, HEINZ-PETER: Sterbehilfe. Reinhardt, München, 2008

ZENTRALE KOMMISSION ZUR WAHRUNG ETHISCHER GRUNDSÄTZE IN DER MEDIZIN UND IHREN GRENZGEBIETEN (ZENTRALE ETHIKKOMMISSION) BEI DER BUNDESÄRZTE-KAMMER: Ethikberatung in der klinischen Medizin. In: Deutsches Ärzteblatt 2006; 103: A1704–1707

Empfohlene Literatur

AG PFLEGE UND ETHIK (Hg.): Essen und Trinken im Alter – mehr als Ernährung und Flüssigkeitsversorgung. Cornelsen, Berlin, 2010

BOCKENHEIMER-LUCIUS, GISELA; DANSOU, RENATE; SAUER, TIMO: Ethik-Komitee im Altenpflegeheim. Theoretische Konzeption und praktische Umsetzung. Campus, Frankfurt, 2011

DÖRRIES, ANDREA; NEITZKE, GERALD; SIMON, ALFRED; VOLLMANN, JOCHEN: Klinische Ethikberatung. Ein Praxisbuch für Kliniken und Einrichtungen der Altenpflege. Kohlhammer, Stuttgart, 2010

DÜWELL, MARCUS; STEIGLEDER, KLAUS (Hg.): Bioethik. Eine Einführung. Suhrkamp, Frankfurt am Main, 2003

HOFMANN, IRMGARD: Patientenverfügung in der Pflege. Cornelsen, Berlin, 2011

KÖRTNER, ULLRICH: Grundkurs Pflegeethik. Facultas UTB, Wien, 2004

PIEPER, ANNEMARIE: Einführung in die Ethik. UTB, Tübingen, 2003

PÖLTNER, GÜNTHER: Grundkurs Medizin-Ethik. Facultas UTB, Wien, 2002

STEINKAMP, NORBERT; GORDIJN, BERT: Ethik in Klinik und Pflegeeinrichtung. Ein Arbeitsbuch. Luchterhand, Neuwied, 2010

WOELLERT, KATHARINA; SCHMIEDEBACH, HEINZ-PETER: Sterbehilfe. Reinhardt, München, 2008

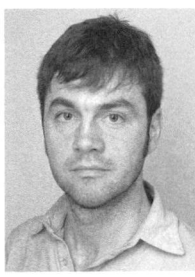

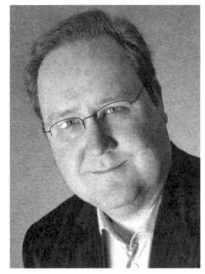

Timo Sauer

Arnd T. May

M.A. (phil), Philosoph,
Krankenpfleger

Dr. phil., Medizinethiker und
Ethikberater

Wissenschaftlicher Mitarbeiter des Klinischen Ethikkomitees des Universitätsklinikums Frankfurt/Main sowie am Senckenbergischen Institut für Geschichte und Ethik der Medizin im Rahmen des Projekts „Frankfurter Netzwerk Ethik in der Altenpflege" (www.ethiknetzwerk-altenpflege.de), Vorsitzender des Ethik-Komitees am Franziska Schervier Seniorenpflegeheim, Dissertation über klinische Ethik.

Leiter von ethikzentrum.de – Zentrum für Angewandte Ethik in Recklinghausen; Wissenschaftlicher Mitarbeiter am Institut für Geschichte und Ethik der Medizin der Martin-Luther-Universität Halle-Wittenberg; langjährige Arbeit in Klinischen Ethik-Komitees; Wissenschaftliche Begleitung eines Projekts zu Ethikberatung in der Altenhilfe der AWO Ostwestfalen-Lippe und beim Bundesverband der AWO; Dozent u. a. zu Patientenverfügungen und Ethik in Palliative Care.

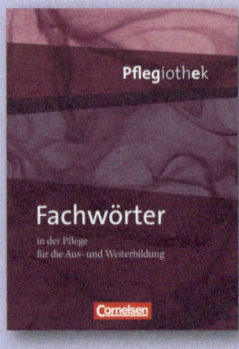

Fachwörter in der Pflege
978-3-06-455161-9

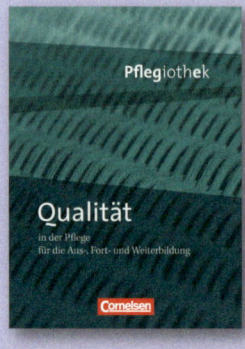

Qualität in der Pflege
978-3-06-455173-2

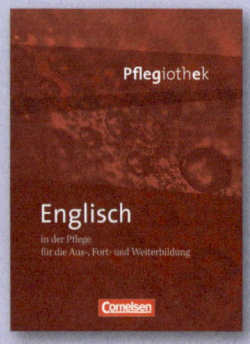

Englisch in der Pflege
978-3-06-455176-3

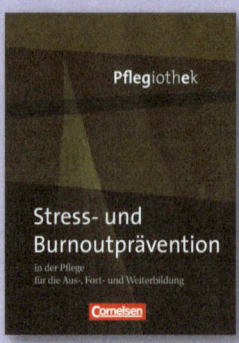

**Stress- und
Burnoutprävention**
978-3-06-455187-9

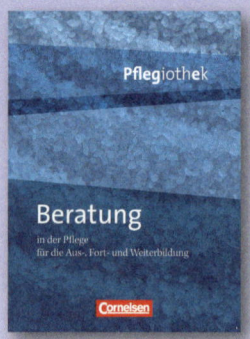

Beratung
978-3-06-450530-8

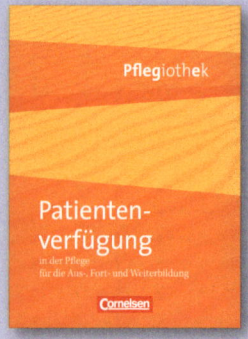

Patientenverfügung
978-3-06-455174-9